Health medicine

예상문제편

NEW 보건의약 관계법규 2

편집부 편

2025

정문각 JMK

차례

제1권 법률편

차례

제2권 예상문제편

01

보건의료기본법

01 예상문제

01 「보건의료기본법」상 보건의료인의 권리에 해당하는 것은?

① 보건의료서비스의 제공을 거부할 권리
② 보건의료기술과 치료재료를 선택할 권리
③ 자신과 가족의 건강에 관하여 국가의 보호를 받을 권리
④ 자신의 건강보호와 증진을 위하여 적절한 보건의료서비스를 받을 권리
⑤ 국가와 지방자치단체의 보건의료시책에 관한 내용의 공개를 청구할 권리

해설 **제6조** (환자 및 보건의료인의 권리)

② 보건의료인은 보건의료서비스를 제공할 때에 학식과 경험, 양심에 따라 환자의 건강보호를 위하여 적절한 보건의료기술과 치료재료 등을 선택할 권리를 가진다. 다만, 이 법 또는 다른 법률에 특별한 규정이 있는 경우에는 그러하지 아니하다.

02 「보건의료기본법」상 보건의료에 관한 국민의 권리가 아닌 것은?

① 건강권
② 보건의료에 관한 알 권리
③ 보건의료서비스에 관한 자기결정권
④ 사생활의 비밀을 침해받지 아니할 권리
⑤ 의료행위에 필요한 기구를 우선적으로 공급받을 권리

해설 **제2장** 보건의료에 관한 국민의 권리

제10조(건강권 등)
제11조(보건의료에 관한 알 권리)
제12조(보건의료서비스에 관한 자기결정권)
제13조(비밀 보장)

03 「보건의료기본법」 상 다음 내용으로 옳은 것은?

> 모든 국민은 성별, 나이, 종교, 사회적 신분 또는 경제적 사정 등을 이유로 자신과 가족의 건강에 관한 권리를 침해받지 아니한다.

① 건강권　② 알 권리
③ 책임 권리권　④ 자기 결정권
⑤ 비밀 보장권

해설 **제10조** (건강권 등)

② 모든 국민은 성별, 나이, 종교, 사회적 신분 또는 경제적 사정 등을 이유로 자신과 가족의 건강에 관한 권리를 침해받지 아니한다.

04 「보건의료기본법」상 보건의료에 관한 국민의 알 권리에 대한 설명으로 가장 옳은 것은?

① 자신의 건강보호에 필요한 비용을 부담하는 것
② 보건의료인의 정당한 보건의료서비스에 협조하는 것
③ 모든 국민은 보건의료인의 정당한 보건의료서비스와 지도에 협조하는 것
④ 국가와 지방자치단체의 보건의료시책에 관한 내용의 공개를 청구하는 것
⑤ 자신의 질병에 대한 치료 방법 등에 관한 충분한 설명을 들은 후 이에 관한 동의 여부를 결정하는 것

해설 **제11조** (보건의료에 관한 알 권리)

① 모든 국민은 관계 법령에서 정하는 바에 따라 국가와 지방자치단체의 보건의료시책에 관한 내용의 공개를 청구할 권리를 가진다

05 「보건의료기본법」상 평생국민건강관리체계에 해당하는 것은?

① 정신 보건의료
② 구강 보건의료
③ 장애인의 건강증진
④ 감염병의 예방 및 관리
⑤ 만성질환의 예방 및 관리

해설 **제2절** 평생국민건강관리체계

평생국민건강관리체계
제32조(여성과 어린이의 건강 증진) 제33조(노인의 건강 증진) 제34조(장애인의 건강 증진) 제35조(학교 보건의료) 제36조(산업 보건의료) 제37조(환경 보건의료) 제37조의2(기후변화에 따른 국민건강영향평가 등) 제37조의3(전담기관의 지정 등) 제38조(식품위생 · 영양)

정답 01.② 02.⑤ 03.① 04.④ 05.③

06 「보건의료기본법」상 지구온난화 등 기후변화가 국민건강에 미치는 영향을 5년마다 조사•평가하고 그 결과를 공표하여야 하는 사람은?

① 대통령
② 기상청장
③ 환경부장관
④ 질병관리청장
⑤ 보건복지부장관

해설 **제37조의3** (기후변화에 따른 국민건강영향평가 등)

① 질병관리청장은 지구온난화 등 기후변화가 국민건강에 미치는 영향을 5년마다 조사 · 평가(이하 "기후보건영향평가"라 한다)하여 그 결과를 공표하고 정책수립의 기초자료로 활용하여야 한다.

07 「보건의료기본법」상 주요질병관리체계에 해당되는 것은?

① 환경 보건의료
② 산업 보건의료
③ 학교 보건의료
④ 정신 보건의료
⑤ 노인의 건강 증진

해설 **제3절** 주요질병관리체계

주요질병관리체계
제40조(감염병의 예방 및 관리) 제41조(만성질환의 예방 및 관리) 제42조(정신 보건의료) 제43조(구강 보건의료)

08 「보건의료기본법」상 주요질병관리체계에 속하는 것은?

① 환경 보건의료, 산업 보건의료
② 정신 보건의료, 구강 보건의료
③ 구강 보건의료, 노인의 건강증진
④ 학교 보건의료, 감염병의 예방 및 관리
⑤ 장애인의 건강 증진, 만성질환의 예방 및 관리

해설 **제3절** 주요질병관리체계

주요질병관리체계
제40조(감염병의 예방 및 관리) 제41조(만성질환의 예방 및 관리) 제42조(정신 보건의료) 제43조(구강 보건의료)

09 「보건의료기본법」상 주요질병관리체계로 관리되는 것은?

① 산업 보건의료
② 정신 보건의료
③ 학교 보건의료
④ 장애인의 건강 증진
⑤ 여성과 어린이의 건강 증진

해설 **제3절** 주요질병관리체계

10 「보건의료기본법」상 국민의 보건의료수요, 이용행태, 보건의료에 관한 인력, 시설, 물자 등 보건의료실태에 대한 보건의료 실태조사의 주관기관은?

① 질병관리청
② 행정자치부장관
③ 보건복지부장관
④ 국가 및 지방자치단체
⑤ 보건소등의 공공보건의료기관

해설 **제55조** (보건의료 실태조사)

① 보건복지부장관은 국민의 보건의료 수요 및 이용 행태, 보건의료에 관한 인력 · 시설 및 물자 등 보건의료 실태에 관한 전국적인 조사를 5년마다 실시하고 그 결과를 공표하여야 한다. 다만, 보건의료정책 수립에 필요하다고 인정하는 경우에는 임시 보건의료 실태조사를 실시할 수 있다.

정답 06.④ 07.④ 08.② 09.② 10.③

02

지역보건법

02 예상문제

01 「지역보건법」상 지역보건의료계획을 수립하는 주요 목적은?

① 지역보건의료 심의
② 지역주민의 건강 증진
③ 지역사회 감염병 예방
④ 지역보건의료시스템 구축
⑤ 지역주민의 사망양상 파악

해설 **제7조** (지역보건의료계획의 수립 등)

① 시·도지사 또는 시장·군수·구청장은 지역주민의 건강 증진을 위하여 다음 각 호의 사항이 포함된 지역보건의료계획을 4년마다 제3항 및 제4항에 따라 수립하여야 한다.

02 「지역보건법」상 지역보건의료계획의 수립에 대한 설명으로 옳은 것은?

① 5년마다 수립하여야 한다.
② 보건복지부장관이 수립하여야 한다.
③ 시·도지사 또는 시장·군수·구청장이 수립하여야 한다.
④ 1주 이상 공고하여 지역주민의 의견을 수렴하여야 한다.
⑤ 시·도지사 또는 시장·군수·구청장은 4년마다 연차별 시행계획을 수립하여야 한다.

해설 **제7조** (지역보건의료계획의 수립 등)

① 시·도지사 또는 시장·군수·구청장은 지역주민의 건강 증진을 위하여 다음 각 호의 사항이 포함된 지역보건의료계획을 4년마다 제3항 및 제4항에 따라 수립하여야 한다.

03 「지역보건법」상 지역보건의료계획에 따라 연차별 시행계획을 수립하여야 하는 자는?

① 대통령
② 보건소장
③ 질병관리청장
④ 보건복지부장관
⑤ 시·도지사 또는 시장·군수·구청장

해설 **제7조** (지역보건의료계획의 수립 등)

② 시·도지사 또는 시장·군수·구청장은 매년 제1항에 따른 지역보건의료계획에 따라 연차별 시행계획을 수립하여야 한다.

04 「지역보건법」상 지역보건의료계획의 수립에 포함되어야 하는 내용은?

① 지역현황과 전망
② 지역보건의료계획의 달성 목표
③ 보건소의 기능 및 업무의 추진계획과 추진현황
④ 지역보건의료서비스에 관한 장기·단기 공급대책
⑤ 지역보건의료기관의 인력·시설 등 자원 확충 및 정비 계획

해설 **제7조** (지역보건의료계획의 수립 등)

① 시·도지사 또는 시장·군수·구청장은 지역주민의 건강 증진을 위하여 다음 각 호의 사항이 포함된 지역보건의료계획을 4년마다 제3항 및 제4항에 따라 수립하여야 한다.

1. 보건의료 수요의 측정
2. 지역보건의료서비스에 관한 장기·단기 공급대책
3. 인력·조직·재정 등 보건의료자원의 조달 및 관리
4. 지역보건의료서비스의 제공을 위한 전달체계 구성 방안
5. 지역보건의료에 관련된 통계의 수집 및 정리

05 「지역보건법」상 지역보건의료계획의 수립시기와 주요 내용의 공고 기간을 옳게 짝지은 것은?

① 4년마다 수립, 1주 이상 공고
② 4년마다 수립, 2주 이상 공고
③ 4년마다 수립, 3주 이상 공고
④ 5년마다 수립, 1주 이상 공고
⑤ 5년마다 수립, 2주 이상 공고

해설 **제7조** (지역보건의료계획의 수립 등)

① 시·도지사 또는 시장·군수·구청장은 지역주민의 건강 증진을 위하여 다음 각 호의 사항이 포함된 지역보건의료계획을 4년마다 제3항 및 제4항에 따라 수립하여야 한다.

시행령 제5조 (지역보건의료계획의 수립 방법 등)

③ 시·도지사 또는 시장·군수·구청장은 지역보건의료계획을 수립하는 경우에 그 주요 내용을 시·도 또는 시·군·구의 홈페이지 등에 2주 이상 공고하여 지역주민의 의견을 수렴하여야 한다.

정답 01.② 02.③ 03.⑤ 04.④ 05.②

06 「지역보건법」상 지역보건의료계획에 포함되어야 하는 사항은?

① 보건의료 수요의 측정
② 보건의료의 효율화에 관한 시책
③ 보건의료자원의 조달 및 관리방안
④ 주요 보건의료사업계획 및 추진방법
⑤ 지역별 병상 총량의 관리에 관한 시책

해설 **제7조** (지역보건의료계획의 수립 등)

① 시·도지사 또는 시장·군수·구청장은 지역주민의 건강 증진을 위하여 다음 각 호의 사항이 포함된 지역보건의료계획을 4년마다 제3항 및 제4항에 따라 수립하여야 한다.
1. 보건의료 수요의 측정
2. 지역보건의료서비스에 관한 장기·단기 공급대책
3. 인력·조직·재정 등 보건의료자원의 조달 및 관리
4. 지역보건의료서비스의 제공을 위한 전달체계 구성 방안
5. 지역보건의료에 관련된 통계의 수집 및 정리

07 「지역보건법」상 시·군·구의 지역보건의료계획을 받은 시·도지사가 시·도의 지역보건의료계획을 수립하는 절차로 옳은 것은?

① 시·도위원회의 심의 - 시·도의회의 심의 - 보건복지부장관에게 보고
② 시·도위원회에 제출 - 시·도의회에 보고 - 보건복지부장관에게 보고
③ 시·도위원회의 제출 - 시·도의회의 심의 - 보건복지부장관에게 제출
④ 시·도위원회의 심의 - 시·도의회에 보고 - 보건복지부장관에게 제출
⑤ 시·도위원회의 심의 - 시·도의회의 심의 - 보건복지부장관에게 통보

해설 **제7조** (지역보건의료계획의 수립 등)

④ 특별자치시장·특별자치도지사 및 제3항에 따라 관할 시·군·구의 지역보건의료계획을 받은 시·도지사는 해당 위원회의 심의를 거쳐 시·도(특별자치시·특별자치도를 포함한다)의 지역보건의료계획을 수립한 후 해당 시·도의회에 보고하고 보건복지부장관에게 제출하여야 한다

08 「지역보건법 시행령」상 시·도지사 및 특별자치시장·특별자치도지사가 지역보건의료계획의 세부내용으로 포함시켜야 하는 것은?

① 감염병 예방관리
② 의료기관의 병상(病床)의 수요·공급
③ 흡연, 음주 등 건강 관련 생활습관에 관한 사항
④ 질병 및 보건의료서비스 이용 실태에 관한 사항
⑤ 건강검진 및 예방접종 등 질병 예방에 관한 사항

해설 **시행령 제4조** (지역보건의료계획의 세부 내용)

① 시·도지사 및 특별자치시장·특별자치도지사는 법 제7조제1항에 따라 수립하는 지역보건의료계획(이하 "지역보건의료계획"이라 한다)에 다음 각 호의 내용을 포함시켜야 한다.
1. 지역보건의료계획의 달성 목표
2. 지역현황과 전망
3. 지역보건의료기관과 보건의료 관련기관·단체 간의 기능 분담 및 발전 방향
4. 법 제11조에 따른 보건소의 기능 및 업무의 추진계획과 추진현황
5. 지역보건의료기관의 인력·시설 등 자원 확충 및 정비 계획
6. 취약계층의 건강관리 및 지역주민의 건강 상태 격차 해소를 위한 추진계획
7. 지역보건의료와 사회복지사업 사이의 연계성 확보 계획
8. 의료기관의 병상(病床)의 수요·공급
9. 정신질환 등의 치료를 위한 전문치료시설의 수요·공급
10. 특별자치시·특별자치도·시·군·구(구는 자치구를 말하며, 이하 "시·군·구"라 한다) 지역보건의료기관의 설치·운영 지원
11. 시·군·구 지역보건의료기관 인력의 교육훈련
12. 지역보건의료기관과 보건의료 관련기관·단체 간의 협력·연계
13. 그 밖에 시·도지사 및 특별자치시장·특별자치도지사가 지역보건의료계획을 수립함에 있어서 필요하다고 인정하는 사항

09 「지역보건법」상 시장·군수·구청장이 지역보건의료계획의 세부내용으로 포함시켜야 하는 것은?

① 지역 현황과 전망
② 의료기관의 병상(病床)의 수요·공급
③ 시·군·구 지역보건의료기관 인력의 교육훈련
④ 정신질환 등의 치료를 위한 전문치료시설의 수요·공급
⑤ 지역보건의료기관과 보건의료 관련기관·단체 간의 협력·연계

해설 **시행령 제4조** (지역보건의료계획의 세부 내용)

① 시·도지사 및 특별자치시장·특별자치도지사는 법 제7조제1항에 따라 수립하는 지역보건의료계획(이하 "지역보건의료계획"이라 한다)에 다음 각 호의 내용을 포함시켜야 한다.
1. 지역보건의료계획의 달성 목표
2. 지역현황과 전망
3. 지역보건의료기관과 보건의료 관련기관·단체 간의 기능 분담 및 발전 방향
4. 법 제11조에 따른 보건소의 기능 및 업무의 추진계획과 추진현황
5. 지역보건의료기관의 인력·시설 등 자원 확충 및 정비 계획
6. 취약계층의 건강관리 및 지역주민의 건강 상태 격차 해소를 위한 추진계획
7. 지역보건의료와 사회복지사업 사이의 연계성 확보 계획
8. 의료기관의 병상(病床)의 수요·공급
9. 정신질환 등의 치료를 위한 전문치료시설의 수요·공급
10. 특별자치시·특별자치도·시·군·구(구는 자치구를 말하며, 이하 "시·군·구"라 한다) 지역보건의료기관의 설치·운영 지원
11. 시·군·구 지역보건의료기관 인력의 교육훈련
12. 지역보건의료기관과 보건의료 관련기관·단체 간의 협력·연계
13. 그 밖에 시·도지사 및 특별자치시장·특별자치도지사가 지역보건의료계획을 수립함에 있어서 필요하다고 인정하는 사항

정답 06.① 07.④ 08.② 09.①

10 K시는 지역주민의 보건의료를 위하여 보건소를 추가 설치하고자 한다. 「지역보건법」상 보건소를 추가 설치하려면 K시 인구가 최소 몇 명을 초과하여야 하는가?

① 10만
② 20만
③ 30만
④ 40만
⑤ 50만

해설 **제10조** (보건소의 설치)

① 지역주민의 건강을 증진하고 질병을 예방 · 관리하기 위하여 시 · 군 · 구에 1개소의 보건소(보건의료원을 포함한다. 이하 같다)를 설치한다. 다만, 시 · 군 · 구의 인구가 30만 명을 초과하는 등 지역주민의 보건의료를 위하여 특별히 필요하다고 인정되는 경우에는 대통령령으로 정하는 기준에 따라 해당 지방자치단체의 조례로 보건소를 추가로 설치할 수 있다.

11 「지역보건법」상 보건소 설치의 설명으로 옳은 것은?

① 읍 · 면마다 1개씩 설치할 수 있다.
② 읍 · 면 · 동마다 1개씩 설치할 수 있다.
③ 시 · 군 · 구에 1개소의 보건소를 설치한다.
④ 보건의료원은 병상의 요건을 갖춘 보건소이다.
⑤ 동일한 시 · 군 · 구에 2개 이상의 보건소가 설치되어 있는 경우 대통령령으로 업무를 총괄하는 보건소를 지정하여 운영할 수 있다.

해설 **제10조** (보건소의 설치)

① 지역주민의 건강을 증진하고 질병을 예방 · 관리하기 위하여 시 · 군 · 구에 1개소의 보건소(보건의료원을 포함한다. 이하 같다)를 설치한다. 다만, 시 · 군 · 구의 인구가 30만 명을 초과하는 등 지역주민의 보건의료를 위하여 특별히 필요하다고 인정되는 경우에는 대통령령으로 정하는 기준에 따라 해당 지방자치단체의 조례로 보건소를 추가로 설치할 수 있다.

12 「지역보건법」상 보건소를 설치하는 지방자치단체의 종류는?

① 리
② 동
③ 읍 · 면
④ 시 · 군 · 구
⑤ 특별시 · 광역시 · 도

해설 **제10조** (보건소의 설치)

① 지역주민의 건강을 증진하고 질병을 예방 · 관리하기 위하여 시 · 군 · 구에 1개소의 보건소(보건의료원을 포함한다. 이하 같다)를 설치한다. 다만, 시 · 군 · 구의 인구가 30만 명을 초과하는 등 지역주민의 보건의료를 위하여 특별히 필요하다고 인정되는 경우에는 대통령령으로 정하는 기준에 따라 해당 지방자치단체의 조례로 보건소를 추가로 설치할 수 있다.

13 「지역보건법」에 따라 보건소를 추가로 설치할 때, 보건복지부장관과 미리 협의해야 하는 자는?

① 검역소장
② 보건소장
③ 국토교통부장관
④ 행정안전부장관
⑤ 지방자치단체의 장

해설 **시행령 제8조** (보건소의 추가 설치)

② 법 제10조제1항 단서 및 이 조 제1항에 따라 보건소를 추가로 설치하려는 경우에는 「지방자치법 시행령」 제73조에 따른다. 이 경우 해당 지방자치단체의 장은 보건복지부장관과 미리 협의해야 한다.

14 최근 보건소 한 곳을 추가로 설치한 K시에서는 2개의 보건소 중, 어느 보건소가 업무를 총괄할 것인지에 대해 논의하고 있다. 「지역보건법」상 K시의 업무 총괄 보건소는 어떻게 정할 수 있는가?

① 대통령령이 지정한다.
② K시 시장이 결정한다.
③ K시의 조례로 지정한다.
④ K시의 보건소장들끼리 협의하여 결정한다.
⑤ 행정안전부장관과 보건복지부장관이 협의하여 지정한다.

해설 **제10조** (보건소의 설치)

② 동일한 시 · 군 · 구에 2개 이상의 보건소가 설치되어 있는 경우 해당 지방자치단체의 조례로 정하는 바에 따라 업무를 총괄하는 보건소를 지정하여 운영할 수 있다.

15 「지역보건법」상 보건소의 기능 및 업무에 속하지 않은 것은?

① 공중을 위한 의료업 운영
② 건강 친화적인 지역사회 여건의 조성
③ 지역주민을 위한 보건의료서비스의 제공
④ 지역보건의료정책의 기획, 조사•연구 및 평가
⑤ 보건의료 관련 기관•단체 등과의 협력체계 구축

해설 **제11조** (보건소의 기능 및 업무)

① 보건소는 해당 지방자치단체의 관할 구역에서 다음 각 호의 기능 및 업무를 수행한다.
1. 건강 친화적인 지역사회 여건의 조성
2. 지역보건의료정책의 기획, 조사 · 연구 및 평가
3. 보건의료인 및 「보건의료기본법」 제3조제4호에 따른 보건의료기관 등에 대한 지도 · 관리 · 육성과 국민보건 향상을 위한 지도 · 관리
4. 보건의료 관련기관 · 단체, 학교, 직장 등과의 협력체계 구축
5. 지역주민의 건강증진 및 질병예방 · 관리를 위한 다음 각 목의 지역보건의료서비스의 제공

정답 10.③ 11.③ 12.④ 13.⑤ 14.③ 15.①

16 「지역보건법」상 보건소가 수행하는 지역주민의 건강증진 및 질병예방 · 관리를 위한 지역보건의료서비스의 제공에 해당하는 것은?

① 응급의료에 관한 사항
② 감염병의 예방 및 관리
③ 공중위생 및 식품위생에 관한 사항
④ 마약 · 향정신성의약품의 관리에 관한 사항
⑤ 보건에 관한 실험 또는 검사에 관한 사항

해설 **제11조** (보건소의 기능 및 업무)

5. 지역주민의 건강증진 및 질병예방 · 관리를 위한 다음 각 목의 지역보건의료서비스의 제공
가. 국민건강증진 · 구강건강 · 영양관리사업 및 보건교육
나. 감염병의 예방 및 관리
다. 모성과 영유아의 건강유지 · 증진
라. 여성 · 노인 · 장애인 등 보건의료 취약계층의 건강유지 · 증진
마. 정신건강증진 및 생명존중에 관한 사항
바. 지역주민에 대한 진료, 건강검진 및 만성질환 등의 질병관리에 관한 사항
사. 가정 및 사회복지시설 등을 방문하여 행하는 보건의료 및 건강관리사업
아. 난임의 예방 및 관리

시행령 제9조 (보건소의 기능 및 업무의 세부 사항)

① 법 제11조제1항제2호에 따른 지역보건의료정책의 기획, 조사 · 연구 및 평가의 세부 사항은 다음 각 호와 같다.
1. 지역보건의료계획 등 보건의료 및 건강증진에 관한 중장기 계획 및 실행계획의 수립 · 시행 및 평가에 관한 사항
2. 지역사회 건강실태조사 등 보건의료 및 건강증진에 관한 조사 · 연구에 관한 사항
3. 보건에 관한 실험 또는 검사에 관한 사항
② 법 제11조제1항제3호에 따른 보건의료인 및 「보건의료기본법」 제3조제4호에 따른 보건의료기관 등에 대한 지도 · 관리 · 육성과 국민보건 향상을 위한 지도 · 관리의 세부 사항은 다음 각 호와 같다.
1. 의료인 및 의료기관에 대한 지도 등에 관한 사항
2. 의료기사 · 보건의료정보관리사 및 안경사에 대한 지도 등에 관한 사항
3. 응급의료에 관한 사항
4. 「농어촌 등 보건의료를 위한 특별조치법」에 따른 공중보건의사, 보건진료 전담공무원 및 보건진료소에 대한 지도 등에 관한 사항
5. 약사에 관한 사항과 마약 · 향정신성의약품의 관리에 관한 사항
6. 공중위생 및 식품위생에 관한 사항

17 「지역보건법 시행령」상 보건지소의 설치에 관한 설명으로 옳은 것은?

① 보건지소장은 구청장이 지휘 · 감독을 받는다.
② 보건소가 설치된 읍 · 면에 1개소씩 설치한다.
③ 보건지소는 지방자치단체의 조례로 설치할 수 있다.
④ 보건등 직렬의 공무원을 보건지소장으로 임용할 수 있다.
⑤ 보건지소장은 보건소의 업무를 관장하고 소속 직원을 지휘 · 감독한다.

해설 **제13조** (보건지소의 설치)

① 지방자치단체는 보건소의 업무수행을 위하여 필요하다고 인정하는 경우에는 대통령령으로 정하는 기준에 따라 해당 지방자치단체의 조례로 보건소의 지소(이하 "보건지소")를 설치할 수 있다.

시행령 제14조 (보건지소장)

① 보건지소에 보건지소장 1명을 두되, 지방의무직공무원 또는 임기제공무원을 보건지소장으로 임용한다.
② 보건지소장은 보건소장의 지휘 · 감독을 받아 보건지소의 업무를 관장하고 소속 직원을 지휘 · 감독하며, 보건진료소의 직원 및 업무에 대하여 지도 · 감독한다.

18 「지역보건법」상 보건소 중 「의료법」에 따른 병원의 요건을 갖춘 보건소는?

① 보건지소
② 보건진료소
③ 보건의료원
④ 지역의료원
⑤ 지방의료원

해설 **제12조** (보건의료원)

보건소 중 「의료법」 제3조제2항제3호가목에 따른 병원의 요건을 갖춘 보건소는 보건의료원이라는 명칭을 사용할 수 있다.

19 「지역보건법 시행령」상 보건소장을 지휘 · 감독하는 자는?

① 시 · 도지사
② 질병관리청장
③ 보건복지부장관
④ 행정안전부장관
⑤ 시장 · 군수 · 구청장

해설 **시행령 제13조** (보건소장)

③ 보건소장은 시장 · 군수 · 구청장의 지휘 · 감독을 받아 보건소의 업무를 관장하고 소속 공무원을 지휘 · 감독하며, 관할 보건지소, 건강생활지원센터 및 「농어촌 등 보건의료를 위한 특별조치법」 제2조제4호에 따른 보건진료소(이하 "보건진료소"라 한다)의 직원 및 업무에 대하여 지도 · 감독한다.

정답 16.② 17.③ 18.③ 19.⑤

20 보건소가 설치된 읍 · 면에 보건지소를 추가로 설치하는 것과 관련된 내용이다. 「지역보건법」상 옳은 것은?

① 보건소가 있으므로 보건지소는 설치하지 않는다.
② 지방자치단체 조례에 따라 1개의 보건지소를 설치한다.
③ 대통령령이 정하는 기준에 따라 1개의 보건지소를 설치한다.
④ 보건소장의 판단에 따라 보건소와 보건지소를 통합 · 설치한다.
⑤ 해당 지방자치단체의 장이 보건복지부장관과 미리 협의하여 설치한다.

해설 **시행령 제10조** (보건지소의 설치)

법 제13조에 따른 보건지소는 읍 · 면(보건소가 설치된 읍 · 면은 제외한다)마다 1개씩 설치할 수 있다. 다만, 지역주민의 보건의료를 위하여 특별히 필요하다고 인정되는 경우에는 필요한 지역에 보건지소를 설치 · 운영하거나 여러 개의 보건지소를 통합하여 설치 · 운영할 수 있다

21 「지역보건법」에 따른 건강생활지원센터 업무로 가장 옳은 것은?

① 건강 친화적인 지역사회 여건의 조성
② 정신건강증진 및 생명존중에 관한 지역보건의료서비스 제공
③ 만성질환 예방 및 건강한 생활습관 형성 지원
④ 감염병의 예방 및 관리에 관한 지역보건의료서비스 제공
⑤ 지역보건의료기관과 보건의료 관련기관 · 단체 간의 협력 · 연계

해설 **제14조** (건강생활지원센터의 설치)

지방자치단체는 보건소의 업무 중에서 특별히 지역주민의 만성질환 예방 및 건강한 생활습관 형성을 지원하는 건강생활지원센터를 대통령령으로 정하는 기준에 따라 해당 지방자치단체의 조례로 설치할 수 있다.

22 「지역보건법 시행령」상 보건소장에 대한 설명으로 옳은 것은?

① 보건지소에 보건소장 1명을 둔다.
② 수의사 면허가 있는 사람도 보건소장 임용을 할 수 있다.
③ 시장 · 군수 · 구청장의 지휘 · 감독을 받아 보건소의 업무를 관장한다.
④ 의사 면허가 있는 사람 중에서 임용하기 어려운 경우에는 한약사를 임용할 수 있다.
⑤ 보건소에서 실제로 보건 등과 관련된 업무를 하는 공무원으로서 대통령령으로 정하는 자격을 갖춘 사람을 보건소장으로 임용할 수 없다.

해설 **시행령 제13조** (보건소장)

③ 보건소장은 시장 · 군수 · 구청장의 지휘 · 감독을 받아 보건소의 업무를 관장하고 소속 공무원을 지휘 · 감독하며, 관할 보건지소, 건강생활지원센터 및 「농어촌 등 보건의료를 위한 특별조치법」 제2조제4호에 따른 보건진료소(이하 "보건진료소")의 직원 및 업무에 대하여 지도 · 감독한다.

23 「지역보건법」상 보건소장이 될 수 있는 직렬의 공무원은?

① 방역
② 식품위생
③ 사회복지
④ 생명유전
⑤ 환경위생

해설 **시행령 제13조** (보건소장)

1. 4급 공무원으로 임용하는 경우: 다음 각 목의 구분에 따른 요건을 갖출 것
가. 치과의사 · 한의사 · 간호사 · 조산사 · 약사 면허 소지자
1) 보건 · 식품위생 · 의료기술 · 의무 · 약무 · 간호 · 보건진료(이하 "보건등") 분야에서의 근무 · 연구 경력이 4년 이상이면서 치과의사 · 한의사 · 간호사 · 조산사 · 약사 면허를 취득한 이후의 근무 · 연구 경력이 2년 이상인 사람

24 「지역보건법」상 보건소장 임용요건 중 4급 공무원으로 임용하는 경우 조건으로 옳은 것은?

① 보건등 분야에서의 근무 · 연구 경력이 4년 이상이면서 치과의사 · 한의사 · 간호사 · 조산사 · 약사 면허를 취득한 이후의 근무 · 연구 경력이 2년 이상인 사람
② 보건등 분야에서의 근무 · 연구 경력이 1년 이상이면서 법인 또는 비영리민간단체에서 보건소장 직위에 상응하는 직위의 근무 경력이 있는 사람
③ 보건등 분야에서의 근무 · 연구 경력이 2년 이상이면서 치과의사 · 한의사 · 간호사 · 조산사 · 약사 면허를 취득한 이후의 근무 · 연구 경력이 1년 이상인 사람
④ 보건등 분야에서의 근무 경력이 3년 이상이면서 6급 또는 이에 상응하는 공무원으로 근무한 경력이 있는 사람
⑤ 보건등 분야에서의 근무 경력이 1년 이상이면서 5급 또는 이에 상응하는 공무원으로 근무한 경력이 있는 사람

해설 **시행령 제13조** (보건소장)

1. 4급 공무원으로 임용하는 경우: 다음 각 목의 구분에 따른 요건을 갖출 것
가. 치과의사 · 한의사 · 간호사 · 조산사 · 약사 면허 소지자
1) 보건 · 식품위생 · 의료기술 · 의무 · 약무 · 간호 · 보건진료(이하 "보건등"이라 한다) 분야에서의 근무 · 연구 경력이 4년 이상이면서 치과의사 · 한의사 · 간호사 · 조산사 · 약사 면허를 취득한 이후의 근무 · 연구 경력이 2년 이상인 사람

정답 20.① 21.③ 22.③ 23.② 24.①

25 「지역보건법」상 지역보건의료기관의 전문인력을 적정하게 배치하기 위하여 필요한 경우 「지방공무원법」에 따라 지역보건의료기관 간에 전문인력의 교류를 할 수 있는 사람은?

① 보건소장
② 시 · 도지사
③ 보건복지부장관
④ 행정안전부장관
⑤ 시장 · 군수 · 구청장

해설 **제16조** (전문인력의 적정 배치 등)

② 시 · 도지사(특별자치시장 · 특별자치도지사를 포함한다)는 지역보건의료기관의 전문인력을 적정하게 배치하기 위하여 필요한 경우 「지방공무원법」 제30조의2제2항에 따라 지역보건의료기관 간에 전문인력의 교류를 할 수 있다.

26 「지역보건법」상 조사하거나 제출받은 정보 중 서비스대상자가 아닌 사람의 정보는 몇 년을 초과하여 보유할 수 없는가?

① 1년
② 2년
③ 3년
④ 4년
⑤ 5년

해설 **제22조** (정보의 파기)

① 시장 · 군수 · 구청장은 제20조에 따라 조사하거나 제출받은 정보 중 서비스대상자가 아닌 사람의 정보는 5년을 초과하여 보유할 수 없다. 이 경우 시장 · 군수 · 구청장은 정보의 보유기한이 지나면 지체 없이 이를 파기하여야 한다.

27 「지역보건법」상 종합병원의 의료봉사를 위해 의료행위를 하는 자가 지역 주민 다수를 대상으로 건강검진을 하려는 경우에 그 관할 지역의 누구에게 신고해야 하는가?

① 구청장
② 보건소장
③ 보건지소장
④ 보건진료소장
⑤ 건강생활지원센터장

해설 **제23조** (건강검진 등의 신고)

① 「의료법」 제27조제1항 각 호의 어느 하나에 해당하는 사람이 지역주민 다수를 대상으로 건강검진 또는 순회 진료 등 주민의 건강에 영향을 미치는 행위(이하 "건강검진등"이라 한다)를 하려는 경우에는 보건복지부령으로 정하는 바에 따라 건강검진등을 하려는 지역을 관할하는 보건소장에게 신고하여야 한다.

28 간호대학 학생들이 의료인의 지도•감독을 받아 지역주민에게 건강검진을 실시하려고 한다. 「지역보건법」상 이들이 건강검진을 실시하기 전에 반드시 하여야 하는 것은?

① 소속 대학에 신고한다.
② 지역주민의 동의를 얻는다.
③ 해당 시장의 허가를 받는다.
④ 주민센터장의 허가를 받는다.
⑤ 관할 보건소장에게 신고한다.

해설 **제23조** (건강검진 등의 신고)

① 「의료법」 제27조제1항 각 호의 어느 하나에 해당하는 사람이 지역주민 다수를 대상으로 건강검진 또는 순회 진료 등 주민의 건강에 영향을 미치는 행위(이하 "건강검진등")를 하려는 경우에는 보건복지부령으로 정하는 바에 따라 건강검진등을 하려는 지역을 관할하는 보건소장에게 신고하여야 한다.

29 「지역보건법」에 따라 전라남도에 위치한 의료기관의 구성원들이 경상북도의 의료취약지역에서 건강검진 및 순회진료를 하고자 할 때 하여야 하는 것은?

① 경상북도의 관할 보건소장에게 신고
② 전라남도의 관할 보건소장에게 신고
③ 경상북도의 관할 보건소장에게 허가
④ 전라남도의 관할 보건소장에게 허가
⑤ 경상북도의 관할 보건소장에게 통보

해설 **제23조** (건강검진 등의 신고)

① 「의료법」 제27조제1항 각 호의 어느 하나에 해당하는 사람이 지역주민 다수를 대상으로 건강검진 또는 순회 진료 등 주민의 건강에 영향을 미치는 행위(이하 "건강검진등"이라 한다)를 하려는 경우에는 보건복지부령으로 정하는 바에 따라 건강검진등을 하려는 지역을 관할하는 보건소장에게 신고하여야 한다.
② 의료기관이 「의료법」 제33조제1항 각 호의 어느 하나에 해당하는 사유로 의료기관 외의 장소에서 지역주민 다수를 대상으로 건강검진등을 하려는 경우에도 제1항에 따른 신고를 하여야 한다.

정답 25.② 26.⑤ 27.② 28.⑤ 29.①

30 **「지역보건법」상 수원시에 소재하는 K병원 의료인들이 강원도 화천군의 주민을 대상으로 순회진료를 하려고 할 때 필요한 조치는?**

① 수원시 보건소장에게 신고한다.
② 화천군 보건소장에게 신고한다.
③ 수원시 보건소장의 허가를 받는다.
④ 화천군 보건소장의 허가를 받는다.
⑤ 도지사의 허가와 화천군 보건소장에게 신고한다.

해설 **제23조** (건강검진 등의 신고)

① 「의료법」 제27조제1항 각 호의 어느 하나에 해당하는 사람이 지역주민 다수를 대상으로 건강검진 또는 순회 진료 등 주민의 건강에 영향을 미치는 행위(이하 "건강검진등"이라 한다)를 하려는 경우에는 보건복지부령으로 정하는 바에 따라 건강검진등을 하려는 지역을 관할하는 보건소장에게 신고하여야 한다.
② 의료기관이 「의료법」 제33조제1항 각 호의 어느 하나에 해당하는 사유로 의료기관 외의 장소에서 지역주민 다수를 대상으로 건강검진등을 하려는 경우에도 제1항에 따른 신고를 하여야 한다.

정답 30.②

03

국민건강증진법

03 예상문제

01 「국민건강증진법」 관련하여 시설 전체를 금연구역으로 지정해야 하는 곳은?

① 철도역
② 객석 수 100석의 공연장소
③ 고등교육법에 따른 학교운동장
④ 10인승 이상의 교통수단으로서 여객
⑤ 500명 이상의 관객을 수용할 수 있는 체육시설

해설 **제9조** (금연을 위한 조치)

④ 다음 각 호의 공중이 이용하는 시설의 소유자·점유자 또는 관리자는 해당 시설의 전체를 금연구역으로 지정하고 금연구역을 알리는 표지를 설치하여야 한다.
4. 공항·여객부두·철도역·여객자동차터미널 등 교통 관련 시설의 대기실·승강장, 지하보도 및 16인승 이상의 교통수단으로서 여객 또는 화물을 유상으로 운송하는 것

02 「국민건강증진법」상 어린이집 시설의 경계선으로부터 몇 m 이내의 구역을 금연구역으로 지정하고 금연구역임을 알리는 안내표지를 설치하여야 하는가?

① 10m 이내
② 20m 이내
③ 30m 이내
④ 40m 이내
⑤ 50m 이내

해설 **제9조** (금연을 위한 조치)

⑥ 특별자치시장·특별자치도지사·시장·군수·구청장은 흡연으로 인한 피해 방지와 주민의 건강 증진을 위하여 다음 각 호에 해당하는 장소를 금연구역으로 지정하고, 금연구역임을 알리는 안내표지를 설치하여야 한다. 이 경우 금연구역 안내표지 설치 방법 등에 필요한 사항은 보건복지부령으로 정한다.
2. 「영유아보육법」에 따른 어린이집 시설의 경계선으로부터 30미터 이내의 구역(일반 공중의 통행·이용 등에 제공된 구역을 말한다)

03 「국민건강증진법」상 담배갑포장지에 한정하여 앞면과 뒷면에 표기하여야 하는 담배에 관한 경고문구 등으로 옳은 것은?

① 금연상담전화의 전화번호
② 흡연의 폐해를 나타내는 내용의 경고그림(사진을 포함)
③ 법률상 표기할 것이 명시된 담배에 포함된 발암성물질
④ 흡연이 폐암 등 질병의 원인이 될 수 있다는 내용의 경고문구
⑤ 타르 흡입량은 흡연자의 흡연습관에 따라 다르다는 내용의 경고문구

해설 **제9조의2** (담배에 관한 경고문구 등 표시)

① 「담배사업법」에 따른 담배의 제조자 또는 수입판매업자(이하 "제조자등")는 담배갑포장지 앞면·뒷면·옆면 및 대통령령으로 정하는 광고(판매촉진 활동을 포함한다.)에 다음 각 호의 내용을 인쇄하여 표기하여야 한다. 다만, 제1호의 표기는 담배갑포장지에 한정하되 앞면과 뒷면에 하여야 한다.
5. 보건복지부령으로 정하는 금연상담전화의 전화번호

04 「국민건강증진법」상 담뱃갑 포장지에 표기해야 하는 발암성 물질은?

① 벤젠
② 라돈
③ 탄산가스
④ 암모니아
⑤ 일산화탄소

해설 **제9조의2** (담배에 관한 경고문구 등 표시)

① 「담배사업법」에 따른 담배의 제조자 또는 수입판매업자(이하 "제조자등")는 담배갑포장지 앞면·뒷면·옆면 및 대통령령으로 정하는 광고(판매촉진 활동을 포함한다.)에 다음 각 호의 내용을 인쇄하여 표기하여야 한다. 다만, 제1호의 표기는 담배갑포장지에 한정하되 앞면과 뒷면에 하여야 한다.
4. 담배에 포함된 다음 각 목의 발암성물질
가. 나프틸아민 나. 니켈 다. 벤젠 라. 비닐 크롤라이드 마. 비소 바. 카드뮴

정답 01.① 02.③ 03.① 04.①

05 「국민건강증진법」상 담배의 제조자등이 경고그림을 표기할 때 담배갑포장지 앞면, 뒷면 각각의 넓이의 얼마 이상의 크기로 하여야 하는가?

① 100분의 10 이상
② 100분의 20 이상
③ 100분의 30 이상
④ 100분의 40 이상
⑤ 100분의 50 이상

해설 **제9조의2** (담배에 관한 경고문구 등 표시)

② 제1항에 따른 경고그림과 경고문구는 담배갑포장지의 경우 그 넓이의 100분의 50 이상에 해당하는 크기로 표기하여야 한다. 이 경우 경고 그림은 담배갑포장지 앞면, 뒷면 각각의 넓이의 100분의 30 이상에 해당하는 크기로 하여야 한다.

06 「국민건강증진법 및 동법 시행령」과 관련하여 담배갑 포장지에 담배 특이 니트로사민, 포름알데히드 등이 포함되어 있다는 내용의 경고그림 및 경고 문구를 표기하여야 하는 담배는?

① 물담배
② 씹는담배
③ 전자담배
④ 머금는 담배
⑤ 파이프 담배

해설 **시행령 제16조의2** (전자담배 등에 대한 경고그림등의 표기내용 및 표기방법)

② 법 제9조의2제4항에 따라 이 조 제1항 각 호에 해당하는 담배의 담배갑포장지에 표기하는 경고그림 및 경고문구의 표기내용은 흡연의 폐해, 흡연이 니코틴 의존 및 중독을 유발시킬 수 있다는 사실과 담배 특성에 따른 다음 각 호의 구분에 따른 사실 등을 명확하게 알릴 수 있어야 한다.
1. 제27조의2제2호의 전자담배: 담배 특이 니트로사민(tobacco specific nitrosamines), 포름알데히드(formaldehyde) 등이 포함되어 있다는 내용

07 「국민건강증진법 시행령」상 담배갑포장지에 표기하는 경고그림 및 경고문구의 표기 내용 중 구강암 등 질병의 원인이 될 수 있다는 내용을 명확하게 알려야 하는 담배는?

① 물담배
② 전자담배
③ 머금는 담배
④ 파이프 담배
⑤ 냄새 맡는 담배

해설 **시행령 제16조의2** (전자담배 등에 대한 경고그림등의 표기내용 및 표기방법)

2. 씹는담배 및 머금는 담배: 구강암 등 질병의 원인이 될 수 있다는 내용

08 「국민건강증진법」상 담배갑포장지에 표기하는 경고그림 및 경고문구의 표기 내용 중 타르 검출 등 궐련과 동일한 위험성이 있다는 내용과 사용 방법에 따라 결핵 등 호흡기 질환에 감염될 위험성이 있다는 내용을 명확하게 알려야 하는 담배는?

① 물담배
② 엽궐련
③ 전자담배
④ 머금는 담배
⑤ 냄새 맡는 담배

해설 **시행령 제16조의2** (전자담배 등에 대한 경고그림등의 표기내용 및 표기방법)

3. 제27조의2제8호의 물담배: 타르 검출 등 궐련과 동일한 위험성이 있다는 내용과 사용 방법에 따라 결핵 등 호흡기 질환에 감염될 위험성이 있다는 내용

09 「국민건강증진법」에 따라 담배갑 포장지에 표기해야 하는 것은?

① 타르의 허용 흡입량
② 금연상담전화의 전화번호
③ 금연구역에서의 흡연 행위 금지 문구
④ 타르 흡입을 최소화할 수 있는 흡연 방법
⑤ 니코틴 의존 및 중독을 예방할 수 있는 흡연 습관

해설 **제9조의2** (담배에 관한 경고문구 등 표시)

① 「담배사업법」에 따른 담배의 제조자 또는 수입판매업자(이하 "제조자등"이라 한다)는 담배갑포장지 앞면·뒷면·옆면 및 대통령령으로 정하는 광고(판매촉진 활동을 포함한다. 이하 같다)에 다음 각 호의 내용을 인쇄하여 표기하여야 한다. 다만, 제1호의 표기는 담배갑포장지에 한정하되 앞면과 뒷면에 하여야 한다.
1. 흡연의 폐해를 나타내는 내용의 경고그림(사진을 포함한다)
2. 흡연이 폐암 등 질병의 원인이 될 수 있다는 내용 및 다른 사람의 건강을 위협할 수 있다는 내용의 경고문구
3. 타르 흡입량은 흡연자의 흡연습관에 따라 다르다는 내용의 경고문구
4. 담배에 포함된 다음 각 목의 발암성물질
가. 나프틸아민 나. 니켈 다. 벤젠 라. 비닐 크롤라이드 마. 비소 바. 카드뮴
5. 보건복지부령으로 정하는 금연상담전화의 전화번호

정답 05.③ 06.③ 07.③ 08.① 09.②

10 「국민건강증진법」상 담배에 관한 광고가 가능한 경우는?

① 국내선의 항공기 안에 스티커 부착
② 지정소매인의 영업소 외부에 포스터 부착
③ 청소년을 대상으로 하는 음악 행사에 후원
④ 여성을 대상으로 하는 잡지에 제품 광고 후원
⑤ 성인 남성을 대상으로 하는 체육행사에 후원자로 명칭 사용

해설 **제9조의4** (담배에 관한 광고의 금지 또는 제한)

① 담배에 관한 광고는 다음 각 호의 방법에 한하여 할 수 있다.
3. 사회 · 문화 · 음악 · 체육 등의 행사(여성 또는 청소년을 대상으로 하는 행사는 제외한다)를 후원하는 행위. 이 경우 후원하는 자의 명칭을 사용하는 외에 제품광고를 하여서는 아니 된다.

11 「국민건강증진법」상 국민의 보건교육에 관하여 관계중앙행정기관의 장과 협의하여 이를 총괄하는 자는?

① 시 · 도지사
② 질병관리청장
③ 행정자치부장관
④ 보건복지부장관
⑤ 시장 · 군수 · 구청장

해설 **제11조** (보건교육의 관장)

보건복지부장관은 국민의 보건교육에 관하여 관계중앙행정기관의 장과 협의하여 이를 총괄한다.

12 「국민건강증진법」상 모든 국민이 건강생활을 실천할 수 있도록 그 대상이 되는 개인 또는 집단의 특성 · 건강상태 · 건강의식 수준 등에 따라 적절한 보건교육을 실시하여야 하는 자는?

① 보건소장
② 행정자치부장관
③ 보건복지부장관
④ 시장 · 군수 · 구청장
⑤ 국가 및 지방자치단체

해설 **제12조** (보건교육의 실시 등)

① 국가 및 지방자치단체는 모든 국민이 올바른 보건의료의 이용과 건강한 생활습관을 실천할 수 있도록 그 대상이 되는 개인 또는 집단의 특성 · 건강상태 · 건강의식 수준등에 따라 적절한 보건교육을 실시한다.

13 「국민건강증진법」상 보건교육사가 될 수 있는 자는?

① 피성년후견인
② 파산선고를 받은 자로서 복권되지 아니한 자
③ 법률 또는 법원의 판결에 의하여 자격이 정지된 자
④ 법률 또는 법원의 판결에 의하여 자격이 상실된 자
⑤ 금고 이상의 실형의 선고를 받고 그 집행이 종료되지 아니하거나 그 집행을 받지 아니하기로 확정되지 아니한 자

해설 **제12조의2** (보건교육사자격증의 교부 등)

② 다음 각호의 1에 해당하는 자는 보건교육사가 될 수 없다.
1. 피성년후견인 2. 삭제
3. 금고 이상의 실형의 선고를 받고 그 집행이 종료되지 아니하거나 그 집행을 받지 아니하기로 확정되지 아니한 자
4. 법률 또는 법원의 판결에 의하여 자격이 상실 또는 정지된 자

14 「국민건강증진법」상 보건교육사에 관한 설명으로 옳은 것은?

① 등급은 1급 또는 3급으로 나눈다.
② 피한정후견인은 보건교육사가 될 수 없다.
③ 보건교육사 국가시험을 매년 2회 이상 실시한다.
④ 보건복지부장관은 보건교육사의 면허증을 교부할 수 있다.
⑤ 보건교육사 2급의 자격기준은 보건교육사 3급 자격을 취득한 자로서 보건복지부장관이 정하여 고시하는 보건교육 업무에 3년 이상 종사한 자이다.

해설 **제12조의2** (보건교육사자격증의 교부 등)

- 국민건강증진법 시행령 [별표 2] 〈개정 2023. 9. 26.〉
보건교육사의 등급별 자격기준(제18조제1항 관련)

등급	자격기준
보건교육사 1급	보건교육사 1급 시험에 합격한 자
보건교육사 2급	1. 보건교육사 2급 시험에 합격한 자 2. 보건교육사 3급 자격을 취득한 후 보건복지부장관이 정하여 고시하는 보건교육 업무에 3년 이상 종사한 자
보건교육사 3급	보건교육사 3급 시험에 합격한 자

정답 10.⑤ 11.④ 12.⑤ 13.② 14.⑤

15 **「국민건강증진법」상 보건교육의 실시 등에 따른 보건교육의 내용에 포함되는 것은?**

① 감염병 관리에 관한 사항
② 정신건강증진에 관한 사항
③ 장애인의 건강관리에 관한 사항
④ 취약계층의 질병의 예방에 관한 사항
⑤ 금연 · 절주 등 건강생활의 실천에 관한 사항

해설 **시행령 제17조** (보건교육의 내용)

① 법 제12조에 따른 보건교육에는 다음 각 호의 사항이 포함되어야 한다.
1. 금연 · 절주등 건강생활의 실천에 관한 사항
2. 만성퇴행성질환등 질병의 예방에 관한 사항
3. 영양 및 식생활에 관한 사항
4. 구강건강에 관한 사항
5. 공중위생에 관한 사항
6. 건강증진을 위한 체육활동에 관한 사항
7. 그 밖에 건강증진사업에 관한 사항(「산업안전보건법」에 의한 산업보건에 관한 사항 기타 국민의 건강을 증진시키는 사업)

16 **「국민건강증진법」상 보건복지부 장관이 보건교육에 관한 정보 · 자료의 수집 · 개발 및 조사, 그 교육의 평가 등 기타 필요한 업무를 행하기 위해 정한 기관은?**

① 국립보건연구원
② 한국보건사회연구원
③ 한국건강증진개발원
④ 한국보건산업진흥원
⑤ 국민건강심사평가원

해설 **제14조** (보건교육의 개발등)

보건복지부장관은 정부출연연구기관등의설립 · 운영및육성에관한 법률에 의한 한국보건사회연구원으로 하여금 보건교육에 관한 정보 · 자료의 수집 · 개발 및 조사, 그 교육의 평가 기타 필요한 업무를 행하게 할 수 있다.

17 **「국민건강증진법」상 국민의 건강상태 · 식품섭취 · 식생활 조사 등에 관한 조사는?**

① 국민생태조사
② 국민건강조사
③ 국민건강영양조사
④ 국민건강생활조사
⑤ 국민건강증진조사

해설 **제16조** (국민건강영양조사 등)

① 질병관리청장은 보건복지부장관과 협의하여 국민의 건강상태 · 식품섭취 · 식생활조사등 국민의 건강과 영양에 관한 조사(이하 "국민건강영양조사"라 한다) 정기적(매년 실시)으로 실시한다.

18 **「국민건강증진법」상 국민건강증진법 규정에 따라 국민의 건강과 영양에 관한 조사를 정기적으로 실시하는 자는?**

① 보건소장
② 질병관리청장
③ 보건복지부장관
④ 시장 · 군수 · 구청장
⑤ 국가 및 지방자치단체

해설 **제16조** (국민건강영양조사 등)

① 질병관리청장은 보건복지부장관과 협의하여 국민의 건강상태 · 식품섭취 · 식생활조사등 국민의 건강과 영양에 관한 조사(이하 "국민건강영양조사")를 정기적으로 실시한다.

19 **「국민건강증진법」상 국가 및 지방자치단체가 국민의 구강질환을 예방하고 구강건강을 증진하기 위하여 실시하는 구강건강사업의 종류는?**

① 충치치료사업
② 치아교정사업
③ 치주염치료사업
④ 불소용액양치사업
⑤ 노인임플란트사업

해설 **시행령 제23조** (구강건강사업)

법 제18조제1항제4호에서 "대통령령이 정하는 사업"이란 다음 각 호의 사업을 말한다.
2. 불소용액양치사업

20 **「국민건강증진법」상 보건소장이 지역주민의 건강증진을 위한 업무를 행한 때, 이용자의 개인별 건강상태를 기록하여 유지•관리하여야 하는 것이 아닌 것은?**

① 영양관리
② 신체활동장려
③ 구강건강의 관리
④ 보건교육 및 건강상담
⑤ 지역사회의 보건문제에 관한 조사•연구

해설 **제19조** (건강증진사업 등)

② 특별자치시장 · 특별자치도지사 · 시장 · 군수 · 구청장은 지역주민의 건강증진을 위하여 보건복지부령이 정하는 바에 의하여 보건소장으로 하여금 다음각호의 사업을 하게 할 수 있다.
1. 보건교육 및 건강상담
2. 영양관리
3. 신체활동장려
4. 구강건강의 관리
5. 질병의 조기발견을 위한 검진 및 처방
6. 지역사회의 보건문제에 관한 조사 · 연구
7. 기타 건강교실의 운영등 건강증진사업에 관한 사항
③ 보건소장이 제2항의 규정에 의하여 제2항제1호 내지 제5호의 업무를 행한 때에는 이용자의 개인별 건강상태를 기록하여 유지 · 관리하여야 한다.

정답 15.⑤ 16.② 17.③ 18.② 19.④ 20.⑤

04

감염병의 예방 및 관리에 관한 법률

04 예상문제

01 「감염병의 예방 및 관리에 관한 법률」상 집단 발생의 우려가 커서 발생 또는 유행 즉시 신고하여야 하고, 음압격리와 같은 높은 수준의 격리가 필요한 감염병은?

① 제1급감염병
② 제2급감염병
③ 제3급감염병
④ 제4급감염병
⑤ 의료관련 감염병

해설 **제2조** (정의)

2. "제1급감염병"이란 생물테러감염병 또는 치명률이 높거나 집단 발생의 우려가 커서 발생 또는 유행 즉시 신고하여야 하고, 음압격리와 같은 높은 수준의 격리가 필요한 감염병으로서 다음 각 목의 감염병을 말한다.

02 「감염병의 예방 및 관리에 관한 법률」상 전파가능성을 고려하여 발생 또는 유행 시 24시간 이내에 신고하여야 하고, 격리가 필요한 감염병은?

① C형 간염
② 디프테리아
③ 인플루엔자
④ 후천성면역결핍증
⑤ 장출혈성대장균감염증

해설 **제2조** (정의)

"제2급감염병"이란 전파가능성을 고려하여 발생 또는 유행 시 24시간 이내에 신고하여야 하고, 격리가 필요한 감염병을 말한다.
C형 간염, 후천성면역결핍증: 3급, 디프테리아: 1급, 인플루엔자: 4급

03 「감염병의 예방 및 관리에 관한 법률」상 발생을 계속 감시할 필요가 있어 발생 또는 유행 시 24시간 이내에 신고하여야 하는 감염병은?

① 제1급감염병
② 제2급감염병
③ 제3급감염병
④ 제4급감염병
⑤ 생물테러 감염병

해설 **제2조** (정의)

"제3급감염병"이란 그 발생을 계속 감시할 필요가 있어 발생 또는 유행 시 24시간 이내에 신고하여야 하는 다음 각 목의 감염병을 말한다.

04 「감염병의 예방 및 관리에 관한 법률」상 감염병환자를 진단한 의사가 해당 환자와 동거인에게 해야 하는 조치는?

① 표본감시를 실시한다.
② 예방접종을 실시한다.
③ 실태조사를 실시한다.
④ 감염 방지 방법을 지도한다.
⑤ 병원체확인기관에 의뢰한다.

해설 **제11조** (의사 등의 신고)

① 의사, 치과의사 또는 한의사는 다음 각 호의 어느 하나에 해당하는 사실(제16조제6항에 따라 표본감시 대상이 되는 제4급감염병으로 인한 경우는 제외한다)이 있으면 소속 의료기관의 장에게 보고하여야 하고, 해당 환자와 그 동거인에게 질병관리청장이 정하는 감염 방지 방법 등을 지도하여야 한다.

05 「감염병의 예방 및 관리에 관한 법률」상 장출혈성대장균감염증 환자를 진단한 종합병원 의사가 취하여야 하는 조치로 옳은 것은?

① 환자에게 예방접종을 실시한다.
② 진단 사실을 소속 종합병원장에게 보고한다.
③ 관할 지역의 시장•군수•구청장에게 신고한다.
④ 환자를 음압병실에 격리하고 치료를 받게 한다.
⑤ 환자의 활동지역을 중심으로 계속 감시를 해야한다.

해설 **제11조** (의사 등의 신고)

① 의사, 치과의사 또는 한의사는 다음 각 호의 어느 하나에 해당하는 사실(제16조제6항에 따라 표본감시 대상이 되는 제4급감염병으로 인한 경우는 제외한다)이 있으면 소속 의료기관의 장에게 보고하여야 하고, 해당 환자와 그 동거인에게 질병관리청장이 정하는 감염 방지 방법 등을 지도하여야 한다.

06 「감염병의 예방 및 관리에 관한 법률」상 의료기관에 소속되지 않은 의사가 세균성 이질 환자를 진단한 경우 누구에게 신고하여야 하는가?

① 관할보건소장
② 질병관리청장
③ 보건복지부장관
④ 소속 의료기관장
⑤ 시장 · 군수 · 구청장

해설 **제11조** (의사 등의 신고)

① 의료기관에 소속되지 아니한 의사, 치과의사 또는 한의사는 그 사실을 관할 보건소장에게 신고하여야 한다.

정답 01.① 02.⑤ 03.③ 04.④ 05.② 06.①

07 「감염병의 예방 및 관리에 관한 법률」상 종합병원에 근무하는 의사가 말라리아 환자를 진단하여 의료기관의 장에게 보고하였다. 의료기관의 장이 취하여야 하는 조치로 옳은 것은?

① 질병관리청장 즉시 보고
② 관할 보건소장에게 즉시 신고
③ 관할 보건소장에게 7일 이내 신고
④ 질병관리청장 또는 관할 보건소장에게 24시간 이내에 신고
⑤ 보건복지부장관 또는 관할 보건소장에게 24시간 이내에 신고

해설 **제11조** (의사 등의 신고)

③ 제1항 및 제2항에 따라 보고를 받은 의료기관의 장 및 제16조의2에 따른 감염병병원체 확인기관의 장은 제1급감염병의 경우에는 즉시, 제2급감염병 및 제3급감염병의 경우에는 24시간 이내에, 제4급감염병의 경우에는 7일 이내에 질병관리청장 또는 관할 보건소장에게 신고하여야 한다.

08 「감염병의 예방 및 관리에 관한 법률」상 진료하던 15세 학생의 환자가 중증급성호흡기증후군(SARS)에 감염된 것으로 확인되었을 때, 담당 의사가 취해야 할 조치는?

① 교육청에 통보한다.
② 학생의 부모에게 통보한다.
③ 해당 학교의 보건 교사에게 통보한다.
④ 담당 의사가 속한 의료기관의 장에게 보고한다.
⑤ 담당 의사가 속한 지역의 시장•군수•구청장에게 신고한다.

해설 **제11조** (의사 등의 신고)

① 의사, 치과의사 또는 한의사는 다음 각 호의 어느 하나에 해당하는 사실(제16조제6항에 따라 표본감시 대상이 되는 제4급감염병으로 인한 경우는 제외한다)이 있으면 소속 의료기관의 장에게 보고하여야 하고, 해당 환자와 그 동거인에게 질병관리청장이 정하는 감염 방지 방법 등을 지도하여야 한다.

09 중증급성호흡기증후군(SARS)이 동시에 발생한 둘 이상의 도시에서 역학조사를 실시하고자 한다. 「감염병의 예방 및 관리에 관한 법률」상 역학조사를 실시하여야 하는 사람은?

① 관할보건소장
② 질병관리청장
③ 보건복지부장관
④ 행정안전부장관
⑤ 감염병병원체 확인기관의 장

해설 **시행령 제13조** (역학조사의 시기)

1. 질병관리청장이 역학조사를 하여야 하는 경우
가. 둘 이상의 시·도에서 역학조사가 동시에 필요한 경우

10 「감염병의 예방 및 관리에 관한 법률」 상 성매개감염병에 감염되어 그 전염을 매개할 상당한 우려가 있다고 시장·군수·구청장이 인정한 바에 따라 성매개감염병과 관련하여 받아야 하는 것은?

① 건강진단
② 심리검사
③ 표본조사
④ 예방접종
⑤ 역학조사

해설 **제19조** (건강진단)

성매개감염병의 예방을 위하여 종사자의 건강진단이 필요한 직업으로 보건복지부령으로 정하는 직업에 종사하는 사람과 성매개감염병에 감염되어 그 전염을 매개할 상당한 우려가 있다고 특별자치시장·특별자치도지사 또는 시장·군수·구청장이 인정한 사람은 보건복지부령으로 정하는 바에 따라 성매개감염병에 관한 건강진단을 받아야 한다.

11 「감염병의 예방 및 관리에 관한 법률」상 특별자치시장•특별자치도지사 또는 시장•군수•구청장이 필수예방접종을 실시하여야 하는 질병은?

① 홍역, B형간염
② 말라리아, 인플루엔자
③ 결핵, 비브리오패혈증
④ A형간염, E형간염
⑤ 세균성이질, 디프테리아

해설 **제24조** (필수예방접종)

1. 디프테리아 2. 폴리오 3. 백일해 4. 홍역 5. 파상풍 6. 결핵 7. B형간염 8. 유행성이하선염
9. 풍진 10. 수두 11. 일본뇌염 12. b형헤모필루스인플루엔자
13. 폐렴구균 14. 인플루엔자
15. A형간염 16. 사람유두종바이러스 감염증 17. 그룹 A형 로타바이러스 감염증
18. 그 밖에 질병관리청장이 감염병의 예방을 위하여 필요하다고 인정하여 지정하는 감염병

정답 07.④ 08.④ 09.② 10.① 11.①

12 「감염병의 예방 및 관리에 관한 법률」상 필수예방접종 대상이 되는 질병은?

① 두창
② 일본뇌염
③ 말라리아
④ 세균성이질
⑤ 파라티푸스

해설 **제24조** (필수예방접종)

1. 디프테리아 2. 폴리오 3. 백일해 4. 홍역 5. 파상풍 6. 결핵
7. B형간염 8. 유행성이하선염
9. 풍진 10. 수두 11. 일본뇌염 12. b형헤모필루스인플루엔자
13. 폐렴구균 14. 인플루엔자
15. A형간염 16. 사람유두종바이러스 감염증 17. 그룹 A형 로타바이러스 감염증
18. 그 밖에 질병관리청장이 감염병의 예방을 위하여 필요하다고 인정하여 지정하는 감염병

13 「감염병예방법」 상 의료기관의 장은 필수예방접종 또는 임시예방접종 후 보건복지부령으로 정하는 이상반응이 나타나거나 의심되는 사람을 발견한 경우에는 질병관리청장에게 이상반응에 대한 검사를 의뢰할 수 있다. 보건복지부령으로 정하는 이상반응"이란?

① 용혈빈혈
② 다발성골수종
③ 혈소판 무력증
④ 혈소판감소성 혈전증
⑤ 중증열성혈소판감소증후군

해설 **제29조의2** (예방접종 후 이상반응에 대한 검사)

① 「의료법」에 따른 의료인 및 의료기관의 장은 필수예방접종 또는 임시예방접종 후 혈소판감소성 혈전증 등 보건복지부령으로 정하는 이상반응이 나타나거나 의심되는 사람을 발견한 경우에는 질병관리청장에게 이상반응에 대한 검사를 의뢰할 수 있다.

14 「감염병의 예방 및 관리에 관한 법률」상 시장•군수•구청장이 예방접종 완료여부를 확인하기 위해 기록을 제출하도록 누구에게 요청할 수 있는가?

① 학부모
② 중학교의 장
③ 고등학교의 장
④ 청소년이용시설의 장
⑤ 청소년복지시설의 장

해설 **제31조** (예방접종 완료 여부의 확인)

① 특별자치시장 · 특별자치도지사 또는 시장 · 군수 · 구청장은 초등학교와 중학교의 장에게 「학교보건법」 제10조에 따른 예방접종 완료 여부에 대한 검사 기록을 제출하도록 요청할 수 있다.

15 K시 시장이 관할지역 초등학교의 장에게 학생의 예방접종 완료 여부를 조사하게 한 결과, 20명의 학생이 예방접종을 완료하지 못한 것으로 확인되었다. 「감염병의 예방 및 관리에 관한 법률」에 의해 K시 시장이 취해야 할 조치는?

① 해당 학교의 교사를 문책한다.
② 해당 학생에게 예방접종을 하여야 한다.
③ 해당 학교의 장에게 예방접종 실시를 권고한다.
④ 해당 학생의 학부모를 아동학대로 경찰에 신고한다.
⑤ 해당 학생이 예방접종을 완료하기 전까지 등교를 금지한다.

해설 **제31조** (예방접종 완료 여부의 확인)

③ 특별자치시장 · 특별자치도지사 또는 시장 · 군수 · 구청장은 제1항에 따른 제출 기록 및 제2항에 따른 확인 결과를 확인하여 예방접종을 끝내지 못한 영유아, 학생 등이 있으면 그 영유아 또는 학생 등에게 예방접종을 하여야 한다.

16 「감염병의 예방 및 관리에 관한 법률」 상 의료기관을 감염병관리기관으로 지정할 수 있는 자는?

① 보건소장, 시 · 도지사
② 검역소장, 시장 · 군수 · 구청장
③ 보건소장, 시장 · 군수 · 구청장
④ 보건복지부장관, 시 · 도지사
⑤ 보건복지부장관, 질병관리청장 또는 시 · 도지사

해설 **제36조** (감염병관리기관의 지정)

① 보건복지부장관, 질병관리청장 또는 시 · 도지사는 보건복지부령으로 정하는 바에 따라 「의료법」 제3조에 따른 의료기관을 감염병관리기관으로 지정하여야 한다.

17 「감염병의 예방 및 관리에 관한 법률」상 공무원이 감염병 환자가 있다고 인정되는 주거시설에 들어가 조사와 진찰을 시행하려 하는데 대상자가 이를 거부할 때 필요한 조사와 진찰을 강제할 수 있는 감염병은?

① 수두
② B형간염
③ 세균성 이질
④ 유행성이하선염
⑤ 폐렴구균 감염증

해설 **제42조** (감염병에 관한 강제처분)

① 질병관리청장, 시 · 도지사 또는 시장 · 군수 · 구청장은 해당 공무원으로 하여금 다음 각 호의 어느 하나에 해당하는 감염병환자등이 있다고 인정되는 주거시설, 선박 · 항공기 · 열차 등 운송수단 또는 그 밖의 장소에 들어가 필요한 조사나 진찰을 하게 할 수 있으며, 그 진찰 결과 감염병환자등으로 인정될 때에는 동행하여 치료받게 하거나 입원시킬 수 있다.
1. 제1급감염병
2. 제2급감염병 중 결핵, 홍역, 콜레라, 장티푸스, 파라티푸스, 세균성이질, 장출혈성대장균감염증, A형간염, 수막구균 감염증, 폴리오, 성홍열 또는 질병관리청장이 정하는 감염병

정답 12.② 13.④ 14.② 15.② 16.⑤ 17.③

18 「감염병의 예방 및 관리에 관한 법률」상 식품접객업에 근무하는 종사자가 일시적으로 업무 종사의 제한을 받는 감염병은?

① 폴리오
② 백일해
③ A형간염
④ B형간염
⑤ 발진티푸스

해설 **시행규칙 제33조** (업무 종사의 일시 제한) ① 항

1. 콜레라
2. 장티푸스
3. 파라티푸스
4. 세균성이질
5. 장출혈성대장균감염증
6. A형간염

19 「감염병의 예방 및 관리에 관한 법률」상 일시적으로 업무 종사의 일시 제한을 받는 감염병환자등에 대한 제한 기간으로 가장 옳은 것은?

① 최소잠복기까지
② 최대잠복기까지
③ 증상이 소멸되는 날까지
④ 감염력이 소멸되는 날까지
⑤ 전염성이 소멸되는 날까지

해설 **시행규칙 제33조** (업무 종사의 일시 제한)

① 법 제45조제1항에 따라 일시적으로 업무 종사의 제한을 받는 감염병환자등은 다음 각 호의 감염병에 해당하는 감염병환자등으로 하고, 그 제한 기간은 감염력이 소멸되는 날까지로 한다.

20 「감염병의 예방 및 관리에 관한 법률」 상 감염병 유행 시 방역조치 사항으로 옳은 것은?

① 환자가 있는 장소의 교통을 원활히 할 것
② 오염되었거나 오염되었다고 의심되는 물건을 사용 · 접수 · 이동하게 할 것
③ 병원체에 오염되었거나 오염되었다고 의심되는 물건의 세척을 명할 것
④ 보건복지부장관이 감염병 전파를 막기 위하여 필요한 일부 조치를 할 것
⑤ 감염병병원체에 오염된 장소에 대한 소독이나 그 밖에 필요한 조치를 명하는 것

해설 **제47조** (감염병 유행에 대한 방역 조치)

5. 감염병병원체에 오염된 장소에 대한 소독이나 그 밖에 필요한 조치를 명하는 것

정답 18.③ 19.④ 20.⑤

05

후천성면역결핍증 예방법

05 예상문제

01 「후천성면역결핍증 예방법」상 혈액 및 혈액제제(血液製劑)에 대한 검사에 의하여 감염인을 발견한 기관의 장은 혈액 및 혈액제제에 대한 검사에 의하여 감염인을 발견했을 때 누구에게 신고해야 하는가?

① 시 · 도지사
② 관할보건소장
③ 질병관리청장
④ 보건복지부장관
⑤ 시장 · 군수 · 구청장

해설 **제5조** (의사 또는 의료기관 등의 신고)

② 학술연구 또는 제9조에 따른 혈액 및 혈액제제(血液製劑)에 대한 검사에 의하여 감염인을 발견한 사람이나 해당 연구 또는 검사를 한 기관의 장은 보건복지부령으로 정하는 바에 따라 24시간 이내에 질병관리청장에게 신고하여야 한다.

02 「후천성면역결핍증 예방법」상 입원한 환자가 후천성면역결핍증에 감염된 것으로 판단되었을 때 그 사실을 관할 보건소장에게 신고해야 하는 자는?

① 환자 본인
② 진단한 의사
③ 환자의 가족
④ 환자의 보호자
⑤ 입•퇴원 담당 직원

해설 **제5조** (의사 또는 의료기관 등의 신고)

① 감염인을 진단하거나 감염인의 사체를 검안한 의사 또는 의료기관은 보건복지부령으로 정하는 바에 따라 24시간 이내에 진단 · 검안 사실을 관할 보건소장에게 신고.

03 사체를 검안한 의사가 사망자가 후천성면역결핍증 환자임을 확인하였다. 「후천성면역결핍증 예방법」상 해당 의사가 취하여야 할 조치는?

① 즉시 질병관리청장에게 보고한다.
② 즉시 관할 시•도지사에게 신고한다.
③ 즉시 관할 시장•군수•구청장에게 보고한다.
④ 24시간 이내에 관할 보건소장에게 신고한다.
⑤ 24시간 이내에 보건복지부장관에게 보고한다.

해설 **제5조** (의사 또는 의료기관 등의 신고)

③ 감염인이 사망한 경우 이를 처리한 의사 또는 의료기관은 보건복지부령으로 정하는 바에 따라 24시간 이내에 관할 보건소장에게 신고하여야 한다.

04 「후천성면역결핍증 예방법」에서 괄호 안에 들어갈 숫자는?

> 해외에서 입국하는 외국인 중 대통령령으로 정하는 장기체류자는 입국 전 1개월 이내에 발급받은 후천성면역결핍증 음성확인서를 질병관리청장에게 보여주어야 한다. 이를 보여주지 못하는 경우에는 입국 후 ( )시간 이내에 검진을 받아야 한다.

① 24
② 36
③ 48
④ 60
⑤ 72

해설 **제8조** (검진)

③ 해외에서 입국하는 외국인 중 대통령령으로 정하는 장기체류자는 입국 전 1개월 이내에 발급받은 후천성면역결핍증 음성확인서를 질병관리청장에게 보여주어야 한다. 이를 보여주지 못하는 경우에는 입국 후 72시간 이내에 검진을 받아야 한다.

05 「후천성면역결핍증 예방법」 후천성면역결핍증에 관한 정기검진은?

① 1년에 1회
② 2년에 1회
③ 2개월 간격으로 1년에 6회
④ 3개월 간격으로 1년에 4회
⑤ 6개월 간격으로 1년에 2회

해설 **시행령 제11조** (정기검진)

법 제8조제1항에 따른 정기검진은 6개월 간격으로 1년에 2회 실시한다.

정답 01.③ 02.② 03.④ 04.⑤ 05.⑤

06 「후천성면역결핍증 예방법」상 후천성면역결핍증 검진 대상자는?

① 감염인의 자녀
② 감염인의 배우자
③ 감염인의 직장동료
④ 감염인의 담당 간호사
⑤ 검사 음성확인서 소지자

해설 **제8조** (검진)

② 질병관리청장, 시 · 도지사, 시장 · 군수 · 구청장은 후천성면역결핍증에 감염되었다고 판단되는 충분한 사유가 있는 사람 또는 후천성면역결핍증에 감염되기 쉬운 환경에 있는 사람으로서 다음 각 호의 어느 하나에 해당하는 사람에 대하여 후천성면역결핍증에 관한 검진을 할 수 있다.
1. 감염인의 배우자 및 성 접촉자
2. 그 밖에 후천성면역결핍증의 예방을 위하여 검진이 필요하다고 질병관리청장이 인정하는 사람

07 「후천성면역결핍증 예방법」상 후천성면역결핍증의 예방•관리와 그 감염인의 보호•지원 또는 치료를 위하여 필요한 전문진료기관 또는 연구기관을 설치•운영할 수 있는 자는?

① 시•도지사
② 질병관리청장
③ 보건복지부장관
④ 시장•군수•구청장
⑤ 식품의약품안전처장

해설 **제13조** (전문진료기관 등의 설치)

① 질병관리청장은 후천성면역결핍증의 예방 · 관리와 그 감염인의 보호 · 지원 또는 치료를 위하여 필요한 전문진료기관 또는 연구기관을 설치 · 운영할 수 있다

08 치료 권고를 따르지 않고 있는 인체면역결핍바이러스 감염인이 었었다. 그 감염인이 다른 사람에게 감염시킬 우려가 높다고 시장이 판단하여 「후천성면역결핍증 예방법」에 의해 그 감염인에게 취할 수 있는 조치는?

① 격리 조치
② 보호관찰 실시
③ 역학조사 실시
④ 요양시설로 조치
⑤ 치료 및 보호조치의 강제

해설 **제15조** (치료 및 보호조치 등)

① 질병관리청장, 시 · 도지사 또는 시장 · 군수 · 구청장은 제14조에 따른 치료 권고에 따르지 아니하는 감염인 중 감염인의 주의 능력과 주위 환경 등으로 보아 다른 사람에게 감염시킬 우려가 높다고 인정되는 감염인에 대하여는 치료 및 보호조치를 강제할 수 있다.

09 후천성면역결핍증 예방법」상 후천성면역결핍증 환자가 치료 권고에 따르지 아니하는 감염인 중 감염인의 주의 능력과 주위 환경 등으로 보아 다른 사람에게 감염시킬 우려가 높다고 인정되는 감염인에 대하여는 치료 및 보호조치를 강제할 수 있는 자는?

① 검역소장
② 보건소장
③ 경찰서장
④ 보건복지부장관
⑤ 질병관리청장, 시 · 도지사 또는 시장 · 군수 · 구청장

해설 **제15조** (치료 및 보호조치 등)

① 질병관리청장, 시 · 도지사 또는 시장 · 군수 · 구청장은 제14조에 따른 치료 권고에 따르지 아니하는 감염인 중 감염인의 주의 능력과 주위 환경 등으로 보아 다른 사람에게 감염시킬 우려가 높다고 인정되는 감염인에 대하여는 치료 및 보호조치를 강제할 수 있다

10 「후천성면역결핍증 예방법」상 감염인의 요양 및 치료 등을 위한 요양시설과 감염인에 대한 정보 제공, 상담 및 자활 등을 위한 시설(쉼터)을 설치 · 운영할 수 있는 사람은?

① 보건소장
② 검역소장
③ 보건복지부장관
④ 시장 · 군수 · 구청장
⑤ 질병관리청장 또는 시 · 도지사

해설 **제16조** (요양시설 등의 설치 · 운영)

① 질병관리청장 또는 시 · 도지사는 감염인의 요양 및 치료 등을 위한 시설(이하 "요양시설"이라 한다)과 감염인에 대한 정보 제공, 상담 및 자활 등을 위한 시설(이하 "쉼터"라 한다)을 설치 · 운영할 수 있다.

정답 06.② 07.② 08.⑤ 09.⑤ 10.⑤

06

검 역 법

06 예상문제

01 「검역법」상 검역감염병에 해당되는 것은?

① 결핵 ② 홍역
③ 풍진 ④ 콜레라
⑤ 장티푸스

해설 **제2조** (정의) : 1. "검역감염병"

가. 콜레라 나. 페스트 다. 황열 라. 중증 급성호흡기 증후군(SARS) 마. 동물인플루엔자 인체감염증
바. 신종인플루엔자 사. 중동 호흡기 증후군(MERS) 아. 에볼라바이러스병
자. 가목에서 아목까지의 것 외의 감염병으로서 외국에서 발생하여 국내로 들어올 우려가 있거나 우리나라에서 발생하여 외국으로 번질 우려가 있어 질병관리청장이 긴급 검역조치가 필요하다고 인정하여 고시하는 감염병

02 「검역법」상 검역관리지역 중 유행하거나 유행할 우려가 있는 검역감염병이 치명적이고 감염벽이 높아 집중적인 검역이 필요한 지역으로 지정된 지역은?

① 오염지역 ② 중점오염지역
③ 검역관리지역 ④ 표본감시지역
⑤ 중점검역관리지역

해설 **제2조** (정의)

8. "중점검역관리지역"이란 검역관리지역 중 유행하거나 유행할 우려가 있는 검역감염병이 치명적이고 감염력이 높아 집중적인 검역이 필요한 지역으로서 제5조에 따라 지정된 지역을 말한다.

03 「검역법」상 날씨나 그 밖의 부득이한 사유로 보건복지부령으로 정하는 경우에 검역소장이 정하는 검역장소에서 검역조사를 받을 수 있다. 이에 해당하는 내용은?

① 일몰 후 도착한 경우
② 급유 또는 급수를 위한 경우
③ 입항·출항 증명서를 제출하지 못한 경우
④ 선박 내에 검역감염병 환자가 있는 경우
⑤ 운송수단이 고장 등으로 검역장소에 정박·착륙 또는 도착할 수 없는 경우

해설 **시행규칙 제5조** (검역 장소 등)

③ 법 제10조제3항제2호에서 "보건복지부령으로 정하는 경우"란 다음 각 호의 경우를 말한다.
3. 운송수단이 고장 등으로 검역 장소에 정박·착륙 또는 도착할 수 없는 경우

04 「검역법」상 선박 검역조사를 받으려는 운송수단의 장이 검역장소에 도착하면 취해야 할 조치로 옳은 것은?

① 선박에 노란색 기를 달거나 붉은색 전조등을 켜는 등 검역 표시
② 선박에 노란색 기를 달거나 노란색 전조등을 켜는 등 검역 표시
③ 선박에 하얀색 기를 달거나 하얀색 전조등을 켜는 등 검역 표시
④ 선박에 파란색 기를 달거나 파란색 전조등을 켜는 등 검역 표시
⑤ 선박에 파란색 기를 달거나 노란색 전조등을 켜는 등 검역 표시

해설 **제12조의4** (선박 검역조사)

① 선박 검역조사를 받으려는 운송수단의 장은 보건복지부령으로 정하는 바에 따라 검역조사에 필요한 서류를 검역소장에게 제출하여야 한다. 이 경우 운송수단의 장은 검역 장소에 도착하여 선박에 노란색 기를 달거나 노란색 전조등을 켜는 등 검역 표시를 하여야 한다.

05 「검역법」상 검역감염병 환자 등의 격리기간은?

① 제한 없다.
② 증상이 없어질 때까지
③ 잠복기가 끝날 때까지
④ 감염력이 없어질 때까지
⑤ 30일 이내의 범위에서 보건복지부령이 정하는 기간까지

해설 **제16조** (검역감염병 환자등의 격리)

④ 검역감염병 환자등의 격리 기간은 검역감염병 환자등의 감염력이 없어질 때까지로 하고, 격리기간이 지나면 즉시 해제하여야 한다.

정답 01.④ 02.⑤ 03.⑤ 04.② 05.④

06 「검역법」상 검역감염병 환자를 감염병관리기관, 격리소 · 요양소 또는 진료소의 시설에 격리할 수 있는 자는?

① 구청장
② 도지사
③ 검역소장
④ 보건소장
⑤ 질병관리청장

해설 **제16조** (검역감염병 환자등의 격리)

① 질병관리청장은 제15조제1항제1호에 따라 검역감염병 환자등을 다음 각 호의 어느 하나에 해당하는 시설에 격리한다. 다만, 사람 간 전파가능성이 낮은 경우 등 질병관리청장이 정하는 경우는 격리 대상에서 제외할 수 있다.
2. 「감염병의 예방 및 관리에 관한 법률」 제36조 또는 제37조에 따른 감염병관리기관, 격리소 · 요양소 또는 진료소

07 「검역법」상 입국하는 동물인플루엔자 인체감염증 의심자를 감시 또는 격리할 수 있는 최대 잠복기간은?

① 3일
② 5일
③ 7일
④ 10일
⑤ 14일

해설 **시행규칙 제14조의3** (검역감염병의 최대 잠복기간)

1. 콜레라: 5일
2. 페스트: 6일
3. 황열: 6일
4. 중증 급성호흡기 증후군(SARS): 10일
5. 동물인플루엔자 인체감염증: 10일
6. 중동 호흡기 증후군(MERS): 14일
7. 에볼라바이러스병: 21일
8. 법 제2조제1호바목 및 자목에 해당하는 검역감염병: 법 제4조의2제1항에 따른 검역전문위원회에서 정하는 최대 잠복기간

08 「검역법」상 검역감염병의 최대 잠복기간이 옳은 것은?

① 황열-5일
② 콜레라-6일
③ 페스트-10일
④ 중동 호흡기 증후군-14일
⑤ 동물인플루엔자 인체감염증-21일

해설 **시행규칙 제14조의3** (검역감염병의 최대 잠복기간)

6. 중동 호흡기 증후군(MERS): 14일

09 「검역법」상 페스트 환자와 접촉한 자가 입국하였다. 「검역법」 상 접촉자가 체류할 지역의 시장 · 군수 · 구청장이 접촉자를 격리할 수 있는 최대 기간은?

① 5일
② 6일
③ 10일
④ 14일
⑤ 21일

해설 **시행규칙 제14조의3** (검역감염병의 최대 잠복기간)

2. 페스트: 6일

10 중증급성호흡기증후군(SARS) 환자와 접촉한 자가 입국하여 체류 지역의 시장이 그의 건강상태를 감시하고자 한다. 「검역법」상 체류 지역의 시장이 그를 감시할 수 있는 최대 기간은?

① 5일
② 6일
③ 10일
④ 14일
⑤ 21일

해설 **시행규칙 제14조의3** (검역감염병의 최대 잠복기간)

4. 중증 급성호흡기 증후군(SARS): 10일

정답 06.⑤ 07.④ 08.④ 09.② 10.③

07

의 료 법

07 예상문제

01 「의료법」상 의료법의 목적으로 가장 옳은 것은?

① 국민의 건강을 보호하고 증진
② 지역주민의 건강 증진에 이바지함
③ 국민보건 향상과 사회보장 증진에 이바지함
④ 스스로 건강생활을 실천할 수 있는 여건을 조성
⑤ 보건의료의 발전과 국민의 보건 및 복지의 증진에 이바지

해설 **제1조** (목적)

이 법은 모든 국민이 수준 높은 의료 혜택을 받을 수 있도록 국민의료에 필요한 사항을 규정함으로써 국민의 건강을 보호하고 증진하는 데에 목적이 있다.
① 의료법 ② 지역보건법 ③ 국민건강보험법 ④ 국민건강증진법 ⑤ 보건의료기본법

02 「의료법」상 의료인이란?

① 의사, 치과의사, 조산사
② 의사, 치과의사, 의료기사
③ 의사, 한의사, 조산사, 약사
④ 의사, 치과의사, 간호사, 약사
⑤ 의사, 치과의사, 한의사, 조산사 및 간호사

해설 **제2조** (의료인)

① 이 법에서 "의료인"이란 보건복지부장관의 면허를 받은 의사·치과의사·한의사·조산사 및 「간호법」에 따른 간호사(이하 "간호사")를 말한다.

03 「의료법」 및 「간호법」 상 의료인의 임무로 옳은 것은?

① 의사: 의료와 조산지도
② 한의사: 한방 의료와 한방 양호지도
③ 치과의사: 치과의료와 구강 건강지도
④ 조산사: 조산과 가임여성에 대한 양호지도
⑤ 간호사: 환자의 간호요구에 대한 관찰, 자료수집, 간호판단 및 요양을 위한 간호

해설 **「간호법」 제12조** (간호사의 업무)

① 간호사는 다음 각 호의 업무를 임무로 한다.
1. 환자의 간호요구에 대한 관찰, 자료수집, 간호판단 및 요양을 위한 간호

04 「의료법」상 의료와 보건지도를 임무로 하는 의료인은?

① 의사
② 간호사
③ 조산사
④ 한의사
⑤ 치과의사

해설 **제2조** (의료인)

1. 의사는 의료와 보건지도를 임무로 한다.

05 「의료법」상 의료기관이란 의료인이 공중 또는 특정 다수인은 위하여( )·( ) 의 업을 하는 곳을 말한다. ( )에 알맞은 것은?

① 보건, 조산
② 보건, 양호
③ 의료, 양호
④ 의료, 조산
⑤ 의료, 보건

해설 **제3조** (의료기관)

① 이 법에서 " 의료기관 "이란 의료인이 공중 또는 특정 다수인을 위하여 의료·조산 의 업(이하 "의료업")을 하는 곳을 말한다.

06 「의료법」상 의원급 의료기관에 속하는 의료기관은?

① 의원, 한의원, 조산원
② 의원, 치과의원, 조산원
③ 의원, 치과의원, 한의원
④ 의원, 치과의원, 한방병원
⑤ 의원, 치과의원, 전문병원

해설 **제3조** (의료기관) ②항

1. 의원급 의료기관: 의사, 치과의사 또는 한의사 가 주로 외래환자를 대상 으로 각각 그 의료행위를 하는 의료기관으로서 그 종류는 다음 각 목과 같다.
가. 의원, 나. 치과의원, 다. 한의원

정답 01.① 02.⑤ 03.⑤ 04.① 05.④ 06.③

07 「의료법」상 조산과 임산부 및 신생아를 대상으로 보건활동과 교육 · 상담을 하는 의료기관은?

① 의원 ② 병원 ③ 조산원 ④ 한의원 ⑤ 전문의원

해설 **제3조** (의료기관) ② 항

2. 조산원 : 조산사가 조산과 임산부 및 신생아를 대상으로 보건활동과 교육 · 상담 을 하는 의료기관을 말한다.

08 「의료법」상 30개 이상의 병상을 갖추어야 할 의료기관은?

① 병원, 치과병원
② 병원, 한방병원
③ 한방병원, 치과병원
④ 요양병원, 치과병원
⑤ 요양병원, 상급종합병원

해설 **제3조의2** (병원등)

병원 · 치과병원 · 한방병원 및 요양병원(이하 "병원등")은 30개 이상의 병상(병원 · 한방병원만 해당한다) 또는 요양병상(요양병원만 해당하며, 장기입원이 필요한 환자를 대상으로 의료행위를 하기 위하여 설치한 병상을 말한다)을 갖추어야 한다.

09 「의료법」에 명시된 종합병원의 요건으로 옳은 것은?

① 100개 이상의 병상을 갖출 것
② 질병군별 환자구성 비율을 충족할 것
③ 전문의가 되려는 자에 대해 수련을 실시할 것
④ 특정 질환에 대해 난이도 높은 의료행위를 수행할 것
⑤ 10개 이상의 필수진료과목을 갖추고 각 진료과목마다 전속하는 전문의를 둘 것

해설 **제3조의3** (종합병원) ① 항

1. 100개 병상 이상을 갖출 것.

10 「의료법」상 250병상의 종합병원이 갖추어야 하는 필수진료과목은?

① 치과
② 안과
③ 이비인후과
④ 마취통증의학과
⑤ 정신건강의학과

해설 **제3조의3** (종합병원) ① 항

2. 100병상 이상 300병상 이하인 경우에는 내과 · 외과 · 소아청소년과 · 산부인과 중 3개 진료과목, 영상의학과, 마취통증의학과와 진단검사의학과 또는 병리과를 포함한 7개 이상의 진료과목을 갖추고 각 진료과목마다 전속하는 전문의를 둘 것.

11 「의료법」상 종합병원 요건의 설명으로 옳은 것은?

① 300개 이상의 병상을 갖추어야 한다.
② 필수진료과목마다 전속하는 의사를 두어야 한다.
③ 필수진료과목 외에 필요하면 추가로 진료과목을 설치 · 운영할 수 없다.
④ 100병상 이상 300병상 이하인 경우 7개 이상의 진료과목을 갖추어야 한다.
⑤ 300병상을 초과하는 경우 치과를 포함한 20개 이상의 진료과목을 갖추어야 한다.

해설 **제3조의3** (종합병원) ① 항

2. 100병상 이상 300병상 이하인 경우에는 내과 · 외과 · 소아청소년과 · 산부인과 중 3개 진료과목, 영상의학과, 마취통증의학과와 진단검사의학과 또는 병리과를 포함한 7개 이상의 진료과목을 갖추고 각 진료과목마(필수진료과목)다 전속하는 전문의를 둘 것

12 「의료법」상 300병상을 초과하는 종합병원이 갖추어야 하는 필수진료과목은?

① 내과, 신경외과
② 산부인과, 성형외과
③ 정신건강의학과, 치과
④ 진단검사의학과, 정형외과
⑤ 정신건강의학과, 가정의학과

해설 **제3조의3** (종합병원) ① 항

3. 300병상을 초과하는 경우에는 내과, 외과, 소아청소년과, 산부인과, 영상의학과, 마취통증의학과, 진단검사의학과 또는 병리과, 정신건강의학과 및 치과를 포함한 9개 이상의 진료과목을 갖추고 각 진료과목(필수진료과목)마다 전속하는 전문의를 둘 것

13 「의료법」상 상급종합병원으로 지정받을 수 있는 의료기관은?

① 종합병원
② 한방병원
③ 요양병원
④ 전문병원
⑤ 치과병원

해설 **제3조의4** (상급종합병원 지정)

① 보건복지부장관은 다음 각 호의 요건을 갖춘 종합병원 중에서 중증질환에 대하여 난이도가 높은 의료행위를 전문적으로 하는 종합병원을 상급종합병원으로 지정할 수 있다.

정답 07.③ 08.② 09.① 10.④ 11.④ 12.③ 13.①

14 「의료법」상 상급종합병원 지정에 관한 내용으로 옳은 것은?

① 2년마다 평가를 실시하여 재지정하거나 지정
② 특정 질환 등에 대하여 난이도가 높은 의료행위를 하는 병원
③ 보건복지부령으로 정하는 10개 이상의 진료과목을 갖출 것
④ 중증질환에 대하여 난이도가 높은 의료행위를 전문적으로 하는 종합병원으로 지정
⑤ 만성질환으로 인한 합병증을 전문적으로 다루는 종합병원을 상급종합병원으로 지정할 수 있음

해설 **제3조의4** (상급종합병원 지정)

① 보건복지부장관은 다음 각 호의 요건을 갖춘 종합병원 중에서 중증질환에 대하여 난이도가 높은 의료행위를 전문적으로 하는 종합병원을 상급종합병원으로 지정할 수 있다.

15 「의료법」상 보건복지부장관으로부터 특정 진료과목이나 특정 질환 등에 대하여 난이도 높은 의료행위를 하는 병원으로 지정을 받은 의료기관은?

① 요양병원
② 전문병원
③ 종합병원
④ 한방병원
⑤ 치과병원

해설 **제3조의5** (전문병원 지정)

① 보건복지부장관은 병원급 의료기관 중에서 특정 진료과목이나 특정 질환 등에 대하여 난이도가 높은 의료행위를 하는 병원을 전문병원으로 지정할 수 있다.

16 「의료법」상 의료인의 면허권자는?

① 대통령
② 시 · 도지사
③ 각 중앙회장
④ 보건복지부장관
⑤ 시장 · 군수 · 구청장

해설 **의료법 제5조** (의사 · 치과의사 및 한의사 면허)

① 의사 · 치과의사 또는 한의사 국가시험에 합격한 후 보건복지부장관의 면허를 받아야 한다.
제6조(조산사 면허) 조산사 국가시험에 합격한 후 보건복지부장관의 면허를 받아야 한다.

간호법 제4조 (간호사 면허)

① 간호사가 되려는 사람은 다음 각 호의 어느 하나에 해당하는 사람으로서 제8조에 따른 간호사 국가시험에 합격한 후 보건복지부장관의 면허를 받아야 한다.

17 「의료법」상 국내 의료인 면허 두 가지를 동시에 가지고 있어야 하는 의료인은?

① 의사
② 간호사
③ 조산사
④ 한의사
⑤ 치과의사

해설 **제6조** (조산사 면허)

조산사가 되려는 자는 다음 각 호의 어느 하나에 해당하는 자로서 제9조에 따른 조산사 국가시험에 합격한 후 보건복지부장관의 면허를 받아야 한다.
1. 간호사 면허를 가지고 보건복지부장관이 인정하는 의료기관에서 1년간 조산 수습과정을 마친 자

18 「의료법」상 의료인이 될 수 있는 사람은?

① 마약 중독자
② 피성년후견인
③ 피한정후견인
④ 지체기능장애자
⑤ 향정신성의약품 중독자

해설 **제8조** (결격사유 등)

1. 「정신건강증진 및 정신질환자 복지서비스 지원에 관한 법률」 제3조제1호에 따른 정신질환자. 다만, 전문의가 의료인으로서 적합하다고 인정하는 사람은 그러하지 아니하다.
2. 마약 · 대마 · 향정신성의약품 중독자
3. 피성년후견인 · 피한정후견인

19 「의료법」상 의료인 국가시험 응시에 제한을 받지 않는 사람은?

① 대마중독자
② 피한정후견인
③ 파산선고를 받은 자
④ 향정신성의약품 중독자
⑤ 금고 이상의 형의 선고유예를 받고 그 유예기간 중에 있는 자

해설 **제8조** (결격사유 등)

다음 각 호의 어느 하나에 해당하는 자는 의료인이 될 수 없다. 다만, 간호사에 대하여는 「간호법」에서 정하는 바에 따른다.
1. 「정신건강증진 및 정신질환자 복지서비스 지원에 관한 법률」 제3조제1호에 따른 정신질환자. 다만, 전문의가 의료인으로서 적합하다고 인정하는 사람은 그러하지 아니하다.
2. 마약 · 대마 · 향정신성의약품 중독자
3. 피성년후견인 · 피한정후견인
4. 금고 이상의 실형을 선고받고 그 집행이 끝나거나 그 집행을 받지 아니하기로 확정된 후 5년이 지나지 아니한 자
5. 금고 이상의 형의 집행유예를 선고받고 그 유예기간이 지난 후 2년이 지나지 아니한 자
6. 금고 이상의 형의 선고유예를 받고 그 유예기간 중에 있는 자

정답 14.④ 15.② 16.④ 17.③ 18.④ 19.③

20 「의료법」상 의료인이 될 수 있는 자는?

① 정신질환자
② 피성년후견인 · 피한정후견인
③ 마약 · 대마 · 향정신성의약품 중독자
④ 금고 이상의 형의 집행유예를 선고받고 그 유예기간이 지난 후 2년이 지난 자
⑤ 금고 이상의 실형을 선고받고 그 집행이 끝나거나 그 집행을 받지 아니하기로 확정된 후 5년이 지나지 아니한 자

해설 **제8조** (결격사유 등)

5. 금고 이상의 형의 집행유예를 선고받고 그 유예기간이 지난 후 2년이 지나지 아니한 자

21 「의료법」상 의료인이 될 수 있는 자는?

① 대마 중독자
② 필로폰 중독자
③ 조현병 환자
④ 뇌성마비 장애자
⑤ 금고 이상의 형의 선고유예를 받고 그 유예기간 중에 있는 자

해설 **제8조** (결격사유 등)

다음 각 호의 어느 하나에 해당하는 자는 의료인이 될 수 없다. 다만, 간호사에 대하여는 「간호법」에서 정하는 바에 따른다.
1. 「정신건강증진 및 정신질환자 복지서비스 지원에 관한 법률」 제3조제1호에 따른 정신질환자. 다만, 전문의가 의료인으로서 적합하다고 인정하는 사람은 그러하지 아니하다.
2. 마약 · 대마 · 향정신성의약품 중독자
3. 피성년후견인 · 피한정후견인
4. 금고 이상의 실형을 선고받고 그 집행이 끝나거나 그 집행을 받지 아니하기로 확정된 후 5년이 지나지 아니한 자
5. 금고 이상의 형의 집행유예를 선고받고 그 유예기간이 지난 후 2년이 지나지 아니한 자
6. 금고 이상의 형의 선고유예를 받고 그 유예기간 중에 있는 자

22 「의료법」상 의료행위를 할 수 있는 자는?

① 피성년후견인
② 전문의로부터 정신질환 진단을 받은 자
③ 향정신성의약품 중독으로 치료받고 있는 자
④ 금고 이상의 형의 선고유예를 받고 그 유예기간 중에 있는 자
⑤ 국제의료봉사단의 의료봉사 업무를 위해 보건복지부장관의 승인을 받은 외국의 의료인 면허를 가진 자

해설 **시행규칙 제18조** (외국면허 소지자의 의료행위)

외국의 의료인 면허를 가진 자로서 다음 각 호의 어느 하나에 해당하는 업무를 수행하기 위하여 국내에 체류하는 자는 그 업무를 수행하기 위하여 필요한 범위에서 보건복지부장관의 승인을 받아 의료행위를 할 수 있다.
1. 외국과의 교육 또는 기술협력에 따른 교환교수의 업무
2. 교육연구사업을 위한 업무
3. 국제의료봉사단의 의료봉사 업무

23 「의료법」상 의료인의 국가시험에 해당하는 내용은?

① 매년 1회 이상 보건복지부장관이 시행한다.
② 감염성 질환자는 국가시험에 응시할 수 없다.
③ 응시자격 제한은 2회의 범위에서 제한할 수 있다.
④ 부정행위로 합격이 무효가 된 경우는 다음 회의 시험에 응시할 수 없다.
⑤ 예비시험에 합격한 자는 다음 회의 국가시험부터 그 예비시험(1차 시험과 2차 시험을 포함한다)을 면제하지 않는다.

해설 **제9조** (국가시험 등)

① 의사 · 치과의사 · 한의사 또는 조산사 국가시험과 의사 · 치과의사 · 한의사 예비시험(이하 "국가시험등"이라 한다)은 매년 보건복지부장관이 시행한다.

24 홍길동 수험생은 부정행위로 의료인 국가시험에서 수험이 정지되었다. 「의료법」상 홍길동 수험생은 그 다음에 치러지는 국가시험에서 최대 몇 회까지 응시를 제한받을 수 있는가?

① 1회
② 2회
③ 3회
④ 4회
⑤ 5회

해설 **제10조** (응시자격 제한 등)

③ 보건복지부장관은 제2항에 따라 수험이 정지되거나 합격이 무효가 된 사람에 대하여 처분의 사유와 위반 정도 등을 고려하여 대통령령으로 정하는 바에 따라 그 다음에 치러지는 이 법에 따른 국가시험등의 응시를 3회의 범위에서 제한할 수 있다.

25 「의료법」상 응시자격 제한 등의 설명으로 옳은 것은?

① 결핵 환자는 국가시험등에 응시할 수 없다.
② B형 간염 환자는 국가시험등에 응시할 수 없다.
③ 국가시험등에 관하여 부정행위를 한 자는 그 수험을 정지시키거나 합격을 무효로 한다.
④ 부정한 방법으로 국가시험등에 응시한 자는 국가시험 응시를 2회의 범위에서 제한할 수 있다.
⑤ 보건복지부령으로 정하는 바에 따라 그 다음에 치러지는 이 법에 따른 국가시험등의 응시를 3회의 범위에서 제한할 수 있다.

해설 **제10조** (응시자격 제한 등)

② 부정한 방법으로 국가시험등에 응시한 자나 국가시험등에 관하여 부정행위를 한 자는 그 수험을 정지시키거나 합격을 무효로 한다.

정답 20.④ 21.④ 22.⑤ 23.① 24.③ 25.③

26 「의료법」상 의료인의 권리와 의무에 관한 설명으로 옳은 것은?

① 의료기관 개설자는 10년간 간호기록부를 보존해야 한다.
② 의료인의 실태와 취업 등에 관한 상황은 5년마다 신고해야 한다.
③ 응급환자에게도 예외 없이 수술 등에 관해 설명하고 서면으로 동의를 받아야 한다.
④ 의료인은 업무를 하면서 알게 된 다른 사람의 정보를 누설하거나 발표하지 못한다.
⑤ 최종 진료를 받고 58시간이 지나 환자가 사망한 경우에는 재진료 없이 진단서를 교부할 수 있다.

해설 **제19조** (정보 누설 금지)

① 의료인이나 의료기관 종사자는 이 법이나 다른 법령에 특별히 규정된 경우 외에는 의료·조산 또는 간호업무나 제17조에 따른 진단서·검안서·증명서 작성·교부 업무, 제18조에 따른 처방전 작성·교부 업무, 제21조에 따른 진료기록 열람·사본 교부 업무, 제22조제2항에 따른 진료기록부등 보존 업무 및 제23조에 따른 전자의무기록 작성·보관·관리 업무를 하면서 알게 된 다른 사람의 정보를 누설하거나 발표하지 못한다.

27 「의료법」상 의료인의 권리에 해당하는 것은?

① 의료인은 진료나 조산 요청을 받으면 정당한 사유 없이 거부하지 못한다.
② 의료인의 의료 업무에 필요한 기구·약품, 그 밖의 재료는 압류하지 못한다.
③ 의료인은 업무를 하면서 알게 된 다른 사람의 정보를 누설하거나 발표하지 못한다.
④ 의료인은 진료기록부등을 갖추어 두고 의료행위에 관한 사항과 의견을 상세히 기록하고 서명하여야 한다.
⑤ 의료인은 환자나 환자의 보호자에게 요양방법이나 그 밖에 건강관리에 필요한 사항을 지도하여야 한다.

해설 **제13조(의료기재 압류 금지)** 의료인의 권리

의료인의 의료 업무에 필요한 기구·약품, 그 밖의 재료는 압류하지 못한다.
제12조(의료기술 등에 대한 보호), 제14조(기구 등 우선 공급) : 의료인의 권리

28 「의료법」상 의료인의 권리에 해당하는 것은?

① 진단서 교부
② 정보누설 금지
③ 태아 성감별 행위
④ 진료의 거부 금지
⑤ 의료기술 등에 대한 보호

해설 **의료인의 권리(법 12조~14조)**

제12조(의료기술 등에 대한 보호), 제13조(의료기재 압류 금지), 제14조(기구 등 우선공급)

29 「의료법」상 의료인 중에서 진단서, 검안서 또는 증명서를 교부할 수 있는 자는?

① 약사
② 간호사
③ 조산사
④ 한의사
⑤ 한약사

해설 **제17조** (진단서 등)

③ 의사·치과의사 또는 한의사는 자신이 진찰하거나 검안한 자에 대한 진단서·검안서 또는 증명서 교부를 요구받은 때에는 정당한 사유 없이 거부하지 못한다.

30 「의료법」상 출생·사망 또는 사산 증명서를 교부할 수 있는 의료인은?

① 간호사
② 조산사
③ 치과의사
④ 간호조무사
⑤ 보건의료정보관리사

해설 **제17조** (진단서 등)

② 의료업에 종사하고 직접 조산한 의사·한의사 또는 조산사가 아니면 출생·사망 또는 사산 증명서를 내주지 못한다.

31 「의료법」상 진단서·검안서·사망 또는 사산 증명서 및 처방전을 모두 내줄 수 있는 사람은?

① 의사, 조산사
② 의사, 한의사
③ 의사, 치과의사
④ 의사, 조산사, 치과의사
⑤ 의사, 한의사, 조산사, 치과의사

해설 **제17조** (진단서 등)

의사, 한의사는 진단서·검안서·사망 또는 사산 증명서 및 처방전을 모두 내줄 수 있는 자이다.

32 「의료법」상 진료 중이던 환자가 사망한 경우에는 다시 진료하지 아니하더라도 진단서나 증명서를 내줄 수 있는 발급이 가능한 시간은?

① 12시간 ② 24시간 ③ 48시간 ④ 72시간 ⑤ 84시간

해설 **제17조** (진단서 등)

① 항 다만, 진료 중이던 환자가 최종 진료 시부터 48시간 이내에 사망한 경우에는 다시 진료하지 아니하더라도 진단서나 증명서를 내줄 수 있으며, 환자 또는 사망자를 직접 진찰하거나 검안한 의사·치과의사 또는 한의사가 부득이한 사유로 진단서·검안서 또는 증명서를 내줄 수 없으면 같은 의료기관에 종사하는 다른 의사·치과의사 또는 한의사가 환자의 진료기록부 등에 따라 내줄 수 있다.

정답 26.④ 27.② 28.⑤ 29.④ 30.② 31.② 32.③

33 「의료법」상 의료인의 진단서 등의 교부와 관련된 내용으로 옳은 것은?

① 의사는 자신이 직접 검안한 사체에 대하여 검안서를 교부하였다.
② 치과의사가 사산아를 출산한 산모에게 사산의 증명서를 교부하였다.
③ 부재중인 의사를 대신하여 같은 의료기관의 한의사가 진단서를 교부하였다.
④ 조산사가 자신이 조산한 대상자의 신생아에게 B형간염 질환의 진단서를 교부하였다.
⑤ 의사가 최종진료 후 환자가 72시간 내에 사망한 환자는 다시 진료하지 않더라도 사망진단서를 내 줄 수 있다.

해설 **제117조** (진단서 등)

직접 진찰하거나 검안한 의사, 치과의사, 한의사가 아니면 진단서, 검안서, 증명서 또는 처방전 발행 불가하며, 직접 조산한 의사, 한의사, 조산사가 아니면 출생 사망 또는 사산 증명서 발행 불가함

34 「의료법」상 의사가 발급하는 진단서의 기재사항으로 옳은 것은?

① 치료기간
② 식사의 가능 여부
③ 입원의 필요 여부
④ 합병증의 발생 가능 여부
⑤ 치료 내용 및 향후 치료에 대한 소견

해설 **시행규칙 제9조** (진단서의 기재 사항)

① 법 제17조제1항에 따라 의사 · 치과의사 또는 한의사가 발급하는 진단서에는 별지 제5호의2서식에 따라 다음 각 호의 사항을 적고 서명 날인하여야 한다.
4. 치료 내용 및 향후 치료에 대한 소견

35 「의료법」상 질병의 원인이 상해(傷害)로 인한 경우에 의사가 발급하는 진단서의 기재사항으로 옳은 것은?

① 병명
② 입원 · 퇴원 연월일
③ 통상활동의 가능 여부
④ 발병 연월일 및 진단 연월일
⑤ 치료 내용 및 향후 치료에 대한 소견

해설 **시행규칙 제9조** (진단서의 기재 사항)

② 질병의 원인이 상해(傷害)로 인한 것인 경우에는 별지 제5호의3서식에 따라 제1항 각 호의 사항 외에 다음 각 호의 사항을 적어야 한다.
6. 통상 활동의 가능 여부

36 「의료법」상 의료인의 의무로 옳은 것은?

① 의료행위를 위하여 필요한 기구, 약품 등을 압류하지 못한다.
② 의료업무에 필요한 기구, 약품 등에 대하여 우선 공급을 받는다.
③ 의료행위 중 알게 된 타인의 비밀을 누설하거나 발표하지 않는다.
④ 의료인은 물품, 노력, 교통수단에 대하여서도 우선적으로 공급을 받는다.
⑤ 의료행위에 대하여는 이 법이나 다른 법령에 따로 규정된 경우 외에는 누구든지 간섭하지 못한다.

해설 **제19조** (정보 누설 금지) : ③ 의료인 의무

의료인의 권리 :
⑤ 제12조(의료기술 등에 대한 보호),
① 제13조(의료기재 압류 금지),
②④ 제14조(기구 등 우선공급)

37 「의료법」상 정보 누설의 금지 조항을 위반한 경우는?

① 수간호사가 신규간호사에게 환자의 상태에 대하여 설명하였다.
② 당뇨병의 만성 합병증예방을 위한 간호방법을 환자보호자에게 알려주었다.
③ 간호사가 동료 간호사에게 담당 후천성면역결핍증 환자의 인적 사항을 알려주었다.
④ 근무 인수인계 시간에 동료 간호사에게 환자가 감염병 질환을 앓고 있다고 알려주었다.
⑤ 중동호흡기증후군(MERS)환자의 가족에게 MERS의 전파방법을 설명하고 주의하도록 하였다.

해설 **제119조** (정보 누설 금지)

① 의료인이나 의료기관 종사자는 이 법이나 다른 법령에 특별히 규정된 경우 외에는 의료 · 조산 또는 간호업무나 제17조에 따른 진단서 · 검안서 · 증명서 작성 · 교부 업무, 제18조에 따른 처방전 작성 · 교부 업무, 제21조에 따른 진료기록 열람 · 사본 교부 업무, 제22조제2항에 따른 진료기록부등 보존 업무 및 제23조에 따른 전자의무기록 작성 · 보관 · 관리 업무를 하면서 알게 된 다른 사람의 정보를 누설하거나 발표하지 못한다.

정답 33.① 34.⑤ 35.③ 36.③ 37.③

38 「의료법」상 간호사의 정보누설 금지의무를 위반한 사람은?

① 인슐린 주사방법을 환자 보호자에게 설명하였다.
② 임신부의 혼전 낙태 경험에 대한 비밀을 남편에게 설명하였다.
③ 근무 인수인계 시간에 동료 간호사에게 환자가 에이즈 질환임을 알려 주었다.
④ 다각적인 환자치료를 위해 각 의료인 회의에서 환자의 상태를 프리젠테이션 하였다.
⑤ 건강검진에서 폐결핵 진단을 받게 된 대상자의 직장에 대상자의 상태를 보고하였다.

해설 **제119조** (정보 누설 금지)

39 「의료법」상 환자 본인의 동의서와 친족관계임을 나타내는 증명서 등을 첨부하여 환자의 기록열람을 요청할 수 있는 사람은?

① 환자의 대리인
② 환자의 형제자매
③ 배우자의 형제자매
④ 환자의 형제자매, 환자의 배우자
⑤ 환자 배우자, 환자의 직계존·비속, 배우자의 직계존속

해설 **제121조** (기록 열람 등)

환자의 배우자, 직계 존속·비속, 형제·자매(환자의 배우자 및 직계 존속·비속, 배우자의 직계존속이 모두 없는 경우에 한정한다) 또는 배우자의 직계존속이 환자 본인의 동의서와 친족관계임을 나타내는 증명서 첨부 요청

40 「의료법」상 기록 열람 및 송부에 관한 설명이다. 옳은 것은?

① 응급환자를 이송할 때, 환자가 요청하면 진료기록의 원본을 송부하여야 한다.
② 환자의 형제•자매가 환자의 기록을 열람하고자 할 경우, 언제든지 열람이 가능하다.
③ 타 의료인이 환자의 진료기록 내용을 확인하고자 할 경우, 담당의사의 동의를 받아야 한다.
④ 진료기록이 이관된 보건소에 근무하는 의사는 자신이 직접 진료하지 아니한 환자의 과거 진료 내용을 확인해 줄 수 없다.
⑤ 담당의사가 환자진료를 위해 불가피하다고 인정한 경우, 환자의 배우자가 요청하는 환자의 기록 열람을 거부할 수 있다.

해설 **제121조** (기록 열람 등)

③ 제2항에도 불구하고 의료인, 의료기관의 장 및 의료기관 종사자는 다음 각 호의 어느 하나에 해당하면 그 기록을 열람하게 하거나 그 사본을 교부하는 등 그 내용을 확인할 수 있게 하여야 한다. 다만, 의사·치과의사 또는 한의사가 환자의 진료를 위하여 불가피하다고 인정한 경우에는 그러하지 아니하다.

41 「의료법」상 의료인이 응급환자를 다른 의료기관에 이송할 때 환자이송과 동시에 송부하여야 할 것은?

① 진단명
② 검사기록
③ 진료기록의 원본
④ 방사선 필름 사본
⑤ 환자의 진료 경과에 대한 소견

해설 **제21조의2** (진료기록의 송부 등)

① 의료인 또는 의료기관의 장은 다른 의료인 또는 의료기관의 장으로부터 제22조 또는 제23조에 따른 진료기록의 내용 확인이나 진료기록의 사본 및 환자의 진료경과에 대한 소견 등을 송부 또는 전송할 것을 요청받은 경우 해당 환자나 환자 보호자의 동의를 받아 그 요청에 응하여야 한다. 다만, 해당 환자의 의식이 없거나 응급환자인 경우 또는 환자의 보호자가 없어 동의를 받을 수 없는 경우에는 환자나 환자 보호자의 동의 없이 송부 또는 전송할 수 있다.

42 「의료법」상 진료기록부에 기재되어야 할 사항으로 옳은 것은?

① 진료비
② 합병증
③ 진료 방법
④ 진료 횟수
⑤ 치료 내용(주사, 투약, 처치 등)

해설 **시행규칙 제14조** (진료기록부 등의 기재 사항) ① 항

1. 진료기록부
가. 진료를 받은 사람의 주소·성명·연락처·주민등록번호 등 인적사항. 다만, 진료를 받은 사람이 가명 또는 전산관리번호를 부여받은 경우에는 성명 대신 가명을 기록하거나 주민등록번호 대신 전산관리번호를 기록할 수 있고, 주소 및 연락처를 기록하지 않을 수 있다.
나. 주된 증상. 이 경우 의사가 필요하다고 인정하면 주된 증상과 관련한 병력·가족력을 추가로 기록할 수 있다.
다. 진단결과 또는 진단명
라. 진료경과(외래환자는 재진환자로서 증상·상태, 치료내용이 변동되어 의사가 그 변동을 기록할 필요가 있다고 인정하는 환자만 해당한다)
마. 치료 내용(주사·투약·처치 등)
바. 진료 일시(日時)

정답 38.② 39.⑤ 40.⑤ 41.⑤ 42.⑤

43 「의료법」상 진료기록부 등에 대한 설명으로 옳은 것은?

① 진료기록부는 모든 의료인이 함께 기록한다.
② 의료인은 진료기록부 등은 필요시 추가기재 · 수정할 수 있다.
③ 진료기록부 등의 질환명, 검사명, 약제명은 반드시 한글로 기재하여야 한다.
④ 진료에 관한 기록은 마이크로필름 또는 광디스크 등에 원본대로 수록, 보존할 수 있다.
⑤ 계속적인 진료를 위하여 필요한 경우에는 2회에 한정하여 그 기간을 연장하여 보존할 수 있다.

해설 **시행규칙 제15조** (진료기록부 등의 보존)

② 제1항의 진료에 관한 기록은 마이크로필름이나 광디스크 등(이하 이 조에서 "필름")에 원본대로 수록하여 보존할 수 있다.

44 「의료법」상 간호기록부에 기재되어야 할 사항으로 옳은 것은?

① 병력
② 주된 증상
③ 진료 일시
④ 치료 내용(주사, 투약, 처치 등)
⑤ 체온 · 맥박 · 호흡 · 혈압에 관한 사항

해설 **제114조** (진료기록부 등의 기재 사항)

3. 간호기록부
가. 간호를 받는 사람의 성명. 다만, 간호를 받는 사람이 가명을 부여받은 경우에는 성명 대신 가명을 기록할 수 있다.
나. 체온 · 맥박 · 호흡 · 혈압에 관한 사항
다. 투약에 관한 사항
라. 섭취 및 배설물에 관한 사항
마. 처치와 간호에 관한 사항
바. 간호 일시(日時)

45 「의료법」상 진료기록부에 기록해야 하는 사항은?

① 간호일시
② 투약에 관한 사항
③ 다음 예약 진료 일시
④ 섭취 및 배설물에 관한 사항
⑤ 진료를 받는 사람의 주소, 성명, 연락처, 주민등록번호

해설 **시행규칙 제14조** (진료기록부 등의 기재 사항)

가. 진료를 받은 사람의 주소 · 성명 · 연락처 · 주민등록번호 등 인적사항. 다만, 진료를 받은 사람이 가명 또는 전산관리번호를 부여받은 경우에는 성명 대신 가명을 기록하거나 주민등록번호 대신 전산관리번호를 기록할 수 있고, 주소 및 연락처를 기록하지 않을 수 있다.

46 「의료법」상 의료인이나 의료기관 개설자가 진료기록부 등을 보존하는 기간으로 옳은 것은?

① 처방전-3년
② 수술기록-5년
③ 간호기록부-5년
④ 진료기록부-5년
⑤ 환자 명부-10년

해설 **시행규칙 제15조** (진료기록부 등의 보존)

2년	3년	5년	10년
• 처방전	• 진단서 등의 부본(진단서, 사망진단서, 시체검안서)	• 환자명부 • 검사내용 및 검사소견기록 • 방사선 사진(영상물을 포함) 및 그 소견서 • 간호기록부 • 조산기록부	• 진료기록부 • 수술기록

47 「의료법」상 진료기록부 등을 보존하는 기간이 5년인 것은?

① 진단서
② 처방전
③ 수술기록
④ 진료기록부
⑤ 조산기록부

해설 **시행규칙 제15조** (진료기록부 등의 보존)

48 「의료법」상 진료기록부 등의 보존에서 환자 명부와 보존 기간이 같은 것은?

① 처방전
② 수술기록
③ 간호기록부
④ 진료기록부
⑤ 진단서 등의 부본

해설 **시행규칙 제15조** (진료기록부 등의 보존)

49 「의료법」상 진료기록 관련 서류 보관 순서가 짧은 것부터 옳게 나열한 것은?

① 진단서 - 처방전 - 진료기록부
② 처방전 - 간호기록부 - 수술기록
③ 수술기록 - 조산기록부 - 진료기록부
④ 진단서 - 처방전 - 검사내용 및 소견 기록
⑤ 처방전 - 진료기록부 - 방사선 사진 및 그 소견서

해설 **시행규칙 제15조** (진료기록부 등의 보존)

정답 43.④ 44.⑤ 45.⑤ 46.③ 47.⑤ 48.③ 49.②

50 「의료법」상 의사가 사람의 생명 또는 신체에 중대한 위해를 발생하게 할 우려가 있는 수술등을 하는 경우 환자에게 설명하고 서면으로 동의를 받아야 하는 사항으로 옳은 것은?

① 수술등에 따른 예상 비용
② 수술등에 참여하는 간호사의 성명
③ 간호•간병통합서비스 제공 설명 및 동의
④ 수술등 전후 보호자가 준수하여야 할 사항
⑤ 수술등에 따라 전형적으로 발생이 예상되는 휴유증 또는 부작용

해설 **제24조의2** (의료행위에 관한 설명)

② 제1항에 따라 환자에게 설명하고 동의를 받아야 하는 사항은 다음 각 호와 같다.
1. 환자에게 발생하거나 발생 가능한 증상의 진단명
2. 수술등의 필요성, 방법 및 내용
3. 환자에게 설명을 하는 의사, 치과의사 또는 한의사 및 수술등에 참여하는 주된 의사, 치과의사 또는 한의사의 성명
4. 수술등에 따라 전형적으로 발생이 예상되는 후유증 또는 부작용
5. 수술등 전후 환자가 준수하여야 할 사항

51 「의료법」상 의사, 치과의사, 한의사의 의료행위에 관한 설명에 관한 내용으로 옳은 것은?

① 환자는 의사, 치과의사 또는 한의사에게 수술 등 동의서 사본의 발급을 요청할 수 없다.
② 의료행위에 관한 설명을 서면으로 동의를 받은 날부터 서면을 3년간 보존 · 관리하여야 한다.
③ 수술등 전후 환자가 준수하여야 할 사항은 환자에게 설명하고 동의를 받아야 하는 사항이다.
④ 환자에게 발생하거나 발생 가능한 증상의 진단명이나 수술등의 필요성, 의료비용 등을 환자에게 설명하고 동의를 받아야 한다.
⑤ 동의를 받은 사항 중 수술등의 방법 및 내용, 수술등에 참여한 주된 의사가 변경된 경우에는 변경 사유와 내용을 환자에게 구두로 알려야 한다.

해설 **제24조의2** (의료행위에 관한 설명)

② 제1항에 따라 환자에게 설명하고 동의를 받아야 하는 사항은 다음 각 호와 같다.
5. 수술등 전후 환자가 준수하여야 할 사항

52 「의료법」상 의료인이 자신의 면허실태와 취업상황을 신고해야 하는 주기는?

① 6개월 ② 1년
③ 3년 ④ 5년
⑤ 10년

해설 **제25조** (신고)

① 의사 · 치과의사 · 한의사 및 조산사는 대통령령으로 정하는 바에 따라 최초로 면허를 받은 후부터 3년마다 그 실태와 취업상황 등을 보건복지부장관에게 신고하여야 한다.

53 「의료법」상 의료인은 최초로 면허를 받은 후부터 3년마다 그 실태와 취업상황등을 누구에게 신고하여야 하는가?

① 시 · 도지사 ② 질병관리청장
③ 관할 보건소장 ④ 시장 · 군수 · 구청장
⑤ 보건복지부장관

해설 **제25조** (신고)

① 의사 · 치과의사 · 한의사 및 조산사는 대통령령으로 정하는 바에 따라 최초로 면허를 받은 후부터 3년마다 그 실태와 취업상황 등을 보건복지부장관에게 신고하여야 한다.

54 「의료법」상 의료인은 사체를 검안하여 변사한 것으로 의심이 되는 때 누구에게 신고하여야 하는가?

① 시, 도지사 ② 관할 경찰서장
③ 관할 보건소장 ④ 보건복지부장관
⑤ 시장, 군수, 구청장

해설 **제26조** (변사체 신고)

의사 · 치과의사 · 한의사 및 조산사는 사체를 검안하여 변사(變死)한 것으로 의심되는 때에는 사체의 소재지를 관할하는 경찰서장에게 신고하여야 한다.

55 「의료법」상 면허 없이 의료행위를 할 수 있는 자로 옳은 것은?

① 외국의 간호사 면허를 가진 자가 대학병원에서 의료봉사활동을 하였다.
② 외국대학 간호학생들이 독자적으로 농촌지역에서 의료봉사활동을 하였다.
③ 지방자치단체의 요청에 의하여 간호학생이 독자적으로 의료봉사활동을 하였다.
④ 의과대학생, 간호대학생들이 연합하여 도시빈민지역에서 의료봉사활동을 하였다.
⑤ 간호학을 전공하는 학생이 전공분야와 관련되는 실습을 하기 위하여 지도교수의 지도 · 감독을 받아 의료행위를 하였다.

해설 **시행규칙 제19조** (의과대학생 등의 의료행위)

② 법 제27조제1항제3호에 따라 의학 · 치과의학 · 한방의학 또는 간호학을 전공하는 학교의 학생은 다음 각 호의 의료행위를 할 수 있다.
1. 전공 분야와 관련되는 실습을 하기 위하여 지도교수의 지도 · 감독을 받아 행하는 의료행위

정답 50.⑤ 51.③ 52.③ 53.⑤ 54.② 55.⑤

56 「의료법」에 의해 각 의료인 중앙회가 보건복지부장관의 협조 요청을 받아 실시하여야 하는 것은?

① 국가시험
② 보수교육
③ 면허의 조건 심의
④ 실태와 취업상황 신고
⑤ 보건의료의 적정성 평가

해설 **제130조** (협조 의무)

① 중앙회는 보건복지부장관으로부터 의료와 국민보건 향상에 관한 협조 요청을 받으면 협조하여야 한다.
② 중앙회는 보건복지부령으로 정하는 바에 따라 회원의 자질 향상을 위하여 필요한 보수교육을 실시하여야 한다.

57 「의료법」상 의료인의 보수교육 실시는?

① 중앙회
② 시 · 도지사
③ 교육부장관
④ 보건복지부장관
⑤ 시장, 군수, 구청장

해설 **시행규칙 제20조** (보수교육)

① 중앙회는 법 제30조제2항에 따라 다음 각 호의 사항이 포함된 보수교육을 매년 실시해야 한다.

58 「의료법」상 의료인의 보수교육에 관한 설명으로 옳은 것은?

① 보수교육을 2년마다 실시해야 한다.
② 보수교육은 연간 8시간 이상 이수해야 한다.
③ 보수교육 관계서류는 5년간 보존하여야 한다.
④ 각 중앙회장은 보수교육의 내용을 평가할 수 있다.
⑤ 보건복지부장관은 보수교육을 받은 자에게 보수교육이수증을 발급하여야 한다.

해설 **시행규칙 제20조** (보수교육)

② 의사 · 치과의사 · 한의사 또는 조산사는 제1항에 따른 보수교육을 연간 8시간 이상 이수해야 한다.
간호법 시행규칙 제11조(간호사 보수교육의 실시)
② 간호사는 제1항에 따른 보수교육을 연간 8시간 이상 이수해야 한다.

59 「의료법」상 해당 연도의 보수교육을 유예받을 수 있는 의료인은?

① 전공의
② 신규 면허취득자
③ 치과대학원 재학생
④ 해당 연도에 6개월 이상 진료업무에 종사하지 않은 사람
⑤ 보건복지부장관이 보수교육을 받을 필요가 없다고 인정하는 사람

해설 **시행규칙 제20조** (보수교육)

⑦ 다음 각 호의 어느 하나에 해당하는 사람에 대하여는 해당 연도의 보수교육을 유예할 수 있다.
1. 해당 연도에 6개월 이상 환자진료 업무에 종사하지 아니한 사람
2. 보건복지부장관이 보수교육을 받기가 곤란하다고 인정하는 사람

60 「의료법」상 해당 연도의 보수교육을 유예받을 수 있는 사람은?

① 수련병원 전공의
② 의과대학의 대학원 재학생
③ 면허증을 발급받은 신규 면허취득자
④ 종합병원에 계약직으로 근무하는 의사
⑤ 병가로 8개월간 환자를 진료하지 않은 의사

해설 **시행규칙 제20조** (보수교육)

⑦ 다음 각 호의 어느 하나에 해당하는 사람에 대하여는 해당 연도의 보수교육을 유예할 수 있다.
1. 해당 연도에 6개월 이상 환자진료 업무에 종사하지 아니한 사람
2. 보건복지부장관이 보수교육을 받기가 곤란하다고 인정하는 사람

61 「의료법」상 의료인 보수교육을 실시할 수 있는 기관은?

① 수련병원
② 질병관리청
③ 국민건강보험공단
④ 건강보험심사평가원
⑤ 한국보건의료인국가시험원

해설 **시행규칙 제20조** (보수교육)

④ 각 중앙회장은 제1항에 따른 보수교육을 다음 각 호의 기관으로 하여금 실시하게 할 수 있다.
3. 수련병원
4. 「한국보건복지인력개발원법」 에 따른 한국보건복지인력개발원

정답 56.② 57.① 58.② 59.④ 60.⑤ 61.①

62 **「의료법」상 보수교육 면제 · 유예 신청서에 보수교육 면제 또는 유예 대상자임을 증명할 수 있는 서류는 누구에게 제출하여야 하는가?**

① 병원장
② 각 중앙회장
③ 질병관리청
④ 의과대학학장
⑤ 보건복지부장관

해설 **시행규칙 제20조** (보수교육)

⑧ 제6항 또는 제7항에 따라 보수교육이 면제 또는 유예되는 사람은 해당 연도의 보수교육 실시 전에 별지 제10호의2서식의 보수교육 면제 · 유예 신청서에 보수교육 면제 또는 유예 대상자임을 증명할 수 있는 서류를 첨부하여 각 중앙회장에게 제출하여야 한다.

63 **「의료법」상 해당 연도의 보수교육을 받아야 하는 자는?**

① 의과대학 대학원 재학생
② 해당 연도의 신규 면허취득자
③ 수련기관에서 수련 중인 전공의
④ 대학병원에 계약직으로 근무 중인 의사
⑤ 올해 1월부터 8개월 동안 병가 중인 전문의

해설 **시행규칙 제20조** (보수교육)

⑥ 다음 각 호의 어느 하나에 해당하는 사람에 대하여는 해당 연도의 보수교육을 면제한다.
1. 전공의
2. 의과대학 · 치과대학 · 한의과대학의 대학원 재학생
3. 영 제8조에 따라 면허증을 발급받은 신규 면허취득자
4. 보건복지부장관이 보수교육을 받을 필요가 없다고 인정하는 사람
⑦ 다음 각 호의 어느 하나에 해당하는 사람에 대하여는 해당 연도의 보수교육을 유예할 수 있다.
1. 해당 연도에 6개월 이상 환자진료 업무에 종사하지 아니한 사람
2. 보건복지부장관이 보수교육을 받기가 곤란하다고 인정하는 사람

64 **「의료법」상 의료인 보수교육에 관한 내용 중 옳은 것은?**

① 연간 10시간 이상 이수해야 한다.
② 매년 2회 이상 중앙회에서 보수교육을 실시할 수 있다.
③ 전공의와 전문의는 해당연도의 보수교육을 면제한다.
④ 「한국보건복지인력개발원법」에 따른 한국보건복지인력개발원에서 실시할 수 있다.
⑤ 해당연도에 3개월 이상 환자 진료업무에 종사하지 아니한 사람은 교육을 유예할 수 있다.

해설 **시행규칙 제20조** (보수교육)

④ 각 중앙회장은 제1항에 따른 보수교육을 다음 각 호의 기관으로 하여금 실시하게 할 수 있다.
4. 「한국보건복지인력개발원법」에 따른 한국보건복지인력개발원

65 **「의료법」상 보수교육의 교과과정, 실시 방법과 그 밖에 보수교육을 실시하는 데에 필요한 사항은 누가 정하는가?**

① 병원장
② 시 · 도지사
③ 각 중앙회장
④ 보건복지부장관
⑤ 보수교육실시기관의 장

해설 **시행규칙 제22조** (보수교육 실시 방법 등)

보수교육의 교과과정, 실시 방법과 그 밖에 보수교육을 실시하는 데에 필요한 사항은 각 중앙회장이 정한다.

66 **「의료법」상 의료기관을 개설할 수 있는 자와 개설 가능한 의료기관의 연결로 옳은 것은?**

① 조산사 – 의원
② 간호사 – 조산원
③ 의사 – 치과병원
④ 치과의사 – 병원
⑤ 한의사 – 요양병원

해설 **제33조** (개설 등)

② 다음 각 호의 어느 하나에 해당하는 자가 아니면 의료기관을 개설할 수 없다. 이 경우 의사는 종합병원 · 병원 · 요양병원 · 정신병원 또는 의원을, 치과의사는 치과병원 또는 치과의원을, 한의사는 한방병원 · 요양병원 또는 한의원을, 조산사는 조산원만을 개설할 수 있다.

67 **「의료법」상 의료인이 의료기관을 개설할 수 있는 경우는?**

① 한의사가 의원과 한방병원을 개설하는 경우
② 시장에게 개설을 신고한 의사가 정신병원을 개설하는 경우
③ 약국의 시설이나 부지 일부를 분할 · 변경하여 의원을 개설하는 경우
④ 특별법에 따라 설립된 영리법인이 종합병원을 개설하는 경우
⑤ 2 이상의 의료인 면허를 소지한 자가 하나의 장소에서 면허 종별에 따른 의원급 의료기관을 함께 개설하는 경우

해설 **제33조** (개설 등)

⑧ 제2항제1호의 의료인은 어떠한 명목으로도 둘 이상의 의료기관을 개설 · 운영할 수 없다. 다만, 2 이상의 의료인 면허를 소지한 자가 의원급 의료기관을 개설하려는 경우에는 하나의 장소에 한하여 면허 종별에 따른 의료기관을 함께 개설할 수 있다.

정답 62.② 63.④ 64.④ 65.③ 66.⑤ 67.⑤

68 「의료법」상 의료기관 개설에 대한 설명으로 옳은 것은?

① 병원 개설하려면 시 · 도지사에게 신고하여야 한다.
② 한의사는 한방병원 · 종합병원 또는 한의원을 개설할 수 있다.
③ 조산원을 개설하려는 자는 시장 · 군수 · 구청장에게 등록하여야 한다.
④ 요양병원을 개설하려는 자는 시장 · 군수 · 구청장의 허가를 받아야 한다.
⑤ 정신병원을 개설하려면 시 · 도 의료기관개설위원회의 사전심의 및 본심의를 거쳐 시 · 도지사의 허가를 받아야 한다.

해설 **제33조** (개설 등)

④ 제2항에 따라 종합병원 · 병원 · 치과병원 · 한방병원 · 요양병원 또는 정신병원을 개설하려면 보건복지부령으로 정하는 바에 따라 제33조의2에 따른 시 · 도 의료기관개설위원회의 사전심의 및 본심의를 거쳐 시 · 도지사의 허가를 받아야 하고, 종합병원을 개설하려는 경우 또는 300병상 이상 종합병원의 의료기관 개설자가 병원급 의료기관을 추가로 개설하려는 경우에는 보건복지부령으로 정하는 바에 따라 시 · 도 의료기관개설위원회의 사전심의 단계에서 보건복지부장관의 승인을 받아야 한다.

69 「의료법」상 서울특별시 용산구에 요양병원을 개설하려면 절차는?

① 용산구청장에게 신고한다.
② 서울특별시장에게 신고한다.
③ 용산구청장의 허가를 받아야 한다.
④ 서울특별시장의 허가를 받아야 한다.
⑤ 보건복지부장관의 허가를 받아야 한다.

해설 **제33조** (개설 등)

④ 제2항에 따라 종합병원 · 병원 · 치과병원 · 한방병원 · 요양병원 또는 정신병원을 개설하려면 보건복지부령으로 정하는 바에 따라 제33조의2에 따른 시 · 도 의료기관개설위원회의 사전심의 및 본심의를 거쳐 시 · 도지사의 허가를 받아야 한다.

70 「의료법」상 의료기관 개설권자는?

① 간호사
② 의료인단체
③ 의료업을 목적으로 설립된 의료법인
④ 「민법」이나 특별법에 따라 설립된 영리법인
⑤ 「공공기관의 운영에 관한 법률」에 따른 정부기관

해설 **제33조** (개설 등)

② 다음 각 호의 어느 하나에 해당하는 자가 아니면 의료기관을 개설할 수 없다. 이 경우 의사는 종합병원 · 병원 · 요양병원 · 정신병원 또는 의원을, 치과의사는 치과병원 또는 치과의원을, 한의사는 한방병원 · 요양병원 또는 한의원을, 조산사는 조산원만을 개설할 수 있다.
1. 의사, 치과의사, 한의사 또는 조산사
2. 국가나 지방자치단체
3. 의료업을 목적으로 설립된 법인(이하 "의료법인"이라 한다)
4. 「민법」이나 특별법에 따라 설립된 비영리법인
5. 「공공기관의 운영에 관한 법률」에 따른 준정부기관, 「지방의료원의 설립 및 운영에 관한 법률」에 따른 지방의료원, 「한국보훈복지의료공단법」에 따른 한국보훈복지의료공단

71 「의료법」상 가정전문간호사가 의사나 한의사의 진단 및 처방이 없어도 수행할 수 있는 가정간호는?

① 투약
② 주사
③ 검체의 채취 및 운반
④ 응급처치에 대한 교육
⑤ 치료적 의료행위인 간호

해설 **시행규칙 제24조** (가정간호)

④ 가정전문간호사등은 가정간호 중 검체의 채취 및 운반, 투약, 주사 또는 치료적 의료행위인 간호를 하는 경우에는 의사나 한의사의 진단과 처방에 따라야 한다. 이 경우 의사 및 한의사 처방의 유효기간은 처방일부터 90일까지로 한다.

72 「의료법」상 가정간호에 관한 설명으로 옳은 것은?

① 가정간호에 관한 기록은 3년간 보존하여야 한다
② 종합병원의 경우에는 가정전문간호사등을 2명 이상 두어야 한다.
③ 다른 보건의료기관등에 대한 건강관리에 관한 의뢰를 할 수 있다.
④ 의사 및 한의사 처방의 유효기간은 처방일로부터 60일까지로 한다.
⑤ 가정전문간호사등은 의사나 치과의사의 진단과 처방에 따라야 한다.

해설 **시행규칙 제24조** (가정간호)

1. 간호 2. 검체의 채취(보건복지부장관이 정하는 현장검사를 포함한다. 이하 같다) 및 운반
3. 투약 4. 주사 5. 응급처치 등에 대한 교육 및 훈련 6. 상담
7. 다른 보건의료기관 등에 대한 건강관리에 관한 의뢰

정답 68.⑤ 69.④ 70.③ 71.④ 72.③

73 「의료법」상 요양병원의 입원 대상은?

① 급성질환자
② 감염병 환자
③ 조현병 환자
④ 외과적 수술 직후 환자
⑤ 상해 후 회복 기간에 있는 환자

해설 **시행규칙 제36조** (요양병원의 운영)

① 법 제36조제3호에 따른 요양병원의 입원 대상은 다음 각 호의 어느 하나에 해당하는 자로서 주로 요양이 필요한 자로 한다.
1. 노인성 질환자
2. 만성질환자
3. 외과적 수술 후 또는 상해 후 회복 기간에 있는 자

74 「의료법」상 의료인 등의 정원 기준으로 옳은 것은?

① 의료기관에는 필요한 수의 간호조무사를 둔다.
② 종합병원에는 필요한 수의 보건의료정보관리사 1명을 둔다.
③ 요양병원에는 시설 안전관리를 담당하는 당직근무자를 둔다.
④ 입원시설을 갖춘 종합병원에는 2명 이상의 영양사를 둔다.
⑤ 의료기관에는 사회복지사 자격을 가진 자 중 사회복귀를 위한 상담 및 지도 업무를 담당하는 요원을 1명 이상 둔다.

해설 **시행규칙 제38조** (의료인 등의 정원)

② 의료기관은 제1항의 의료인 외에 다음의 기준에 따라 필요한 인원을 두어야 한다.
2. 입원시설을 갖춘 종합병원 · 병원 · 치과병원 · 한방병원 또는 요양병원에는 1명 이상의 영양사를 둔다.
4. 종합병원에는 보건복지부장관이 정하는 바에 따라 필요한 수의 보건의료정보관리사를 둔다.
5. 의료기관에는 보건복지부장관이 정하는 바에 따라 필요한 수의 간호조무사를 둔다.
6. 종합병원에는 「사회복지사업법」 에 따른 사회복지사 자격을 가진 자 중에서 환자의 갱생 · 재활과 사회복귀를 위한 상담 및 지도 업무를 담당하는 요원을 1명 이상 둔다.
7. 요양병원에는 시설 안전관리를 담당하는 당직근무자를 1명 이상 둔다.

75 「의료법」상 연평균 1일 입원환자 600명과 외래환자 1,800명인 종합병원에 두어야 하는 의사 정원의 수는?

① 50명
② 60명
③ 70명
④ 80명
⑤ 90명

해설 **의료법 시행규칙 [별표 5]** : 의사 정원

- 연평균 1일 입원환자를 20명으로 나눈 수(이 경우 소수점은 올림)
- 외래환자 3명은 입원환자 1명으로 환산함

76 「의료법」상 연평균 1일 입원환자가 2,500명이고 외래환자가 1,200명인 종합병원의 간호사 정원은?

① 920명
② 1,000명
③ 1,040명
④ 2,000명
⑤ 2,020명

해설 **의료법 시행규칙 [별표 5]** : 간호사 정원

- 연평균 1일 입원환자를 2.5명으로 나눈 수(이 경우 소수점은 올림)
- 외래환자 12명은 입원환자 1명으로 환산함

77 「의료법」상 다음 의료기관이 고용하여야 하는 간호사의 법적 정원은?

> • 종 별: 종합병원
> • 연평균 1일 환자 수
> • 입원환자: 2,000명
> • 외래환자: 6,000명

① 900명 ② 1,000명 ③ 1,100명 ④ 1,200명 ⑤ 1,300명

해설 **의료법 시행규칙 [별표 5]** : 간호사 정원

- 연평균 1일 입원환자를 2.5명으로 나눈 수(이 경우 소수점은 올림)
- 외래환자 12명은 입원환자 1명으로 환산함

78 A 종합병원에 연평균 일일 입원환자가 60명이고, 연평균 일일 외래환자가 180명 일 때, 「의료법」상 간호사의 정원은?

① 17명
② 20명
③ 22명
④ 30명
⑤ 32명

해설 **의료법 시행규칙 [별표 5]** : 간호사 정원

- 연평균 1일 입원환자를 2.5명으로 나눈 수(이 경우 소수점은 올림)
- 외래환자 12명은 입원환자 1명으로 환산함

79 「의료법 시행규칙」상 의료기관의 종류별 시설기준에서 중환자실을 반드시 두어야 하는 의료기관은?

① 100병상 이상 종합병원
② 200병상 이상 종합병원
③ 300병상 이상 종합병원
④ 500병상 이상 종합병원
⑤ 500병상 이상 종합병원

해설 **의료법 시행규칙 [별표 3]**

2. 중환자실 : 병상이 300개 이상인 종합병원만 해당한다.

정답 73.⑤ 74.① 75.② 76.③ 77.② 78.④ 79.③

80 「의료법」상 병원에 두어야 하는 당직의료인 중 간호사의 수는?

① 입원환자 100명까지는 간호사 2명을 둔다.
② 입원환자 100명까지는 간호사 3명을 둔다.
③ 입원환자 200명까지는 간호사 2명을 둔다.
④ 입원환자 200명까지는 간호사 3명을 둔다.
⑤ 입원환자 300명까지는 간호사 4명을 둔다.

해설 **시행규칙 제39조의18** (당직의료인)

① 법 제41조제2항에 따라 각종 병원에 두어야 하는 당직의료인의 수는 입원환자 200명까지는 의사 · 치과의사 또는 한의사의 경우에는 1명, 간호사의 경우에는 2명을 두되, 입원환자 200명을 초과하는 200명마다 의사 · 치과의사 또는 한의사의 경우에는 1명, 간호사의 경우에는 2명을 추가한 인원 수로 한다.

81 「의료법」상 요양병원에 두어야 하는 당직의료인 중 간호사의 수는?

① 입원환자 80명까지는 1명, 입원환자 80명을 초과하는 80명마다 1명을 추가
② 입원환자 80명까지는 1명, 입원환자 80명을 초과하는 80명마다 2명을 추가
③ 입원환자 80명까지는 2명, 입원환자 80명을 초과하는 80명마다 2명을 추가
④ 입원환자 80명까지는 2명, 입원환자 80명을 초과하는 80명마다 3명을 추가
⑤ 입원환자 80명까지는 3명, 입원환자 80명을 초과하는 80명마다 3명을 추가

해설 **시행규칙 제39조의18** (당직의료인)

② 제1항에도 불구하고 법 제3조제2항제3호라목에 따른 요양병원에 두어야 하는 당직의료인의 수는 다음 각 호의 기준에 따른다.
2. 간호사의 경우에는 입원환자 80명까지는 1명, 입원환자 80명을 초과하는 80명마다 1명을 추가한 인원 수

82 「의료법」상 의료관련감염 예방을 위하여 감염관리위원회를 두어야 하는 기준은?

① 모든 병원
② 30개 이상의 병상을 갖춘 병원
③ 100병상 이상 200병상 미만의 종합병원
④ 100개 이상의 병상을 갖춘 병원급 의료기관
⑤ 300개 이상의 병상을 갖춘 병원급 의료기관

해설 **시행규칙 제43조** (감염관리위원회 및 감염관리실의 설치 등)

① 법 제47조제1항에서 "보건복지부령으로 정하는 일정 규모 이상의 병원급 의료기관"이란 100개 이상의 병상을 갖춘 병원급 의료기관을 말한다.

83 「의료법」상 의료기관 인증기준으로 옳은 것은?

① 의료인과 환자의 만족도
② 의료기관 간 정보교류 교환
③ 의료인 조직 · 인력관리 및 운영
④ 의료장비의 안전성 · 유효성 평가
⑤ 의료서비스의 제공 과정 및 성과

해설 **제58조의3** (의료기관 인증기준 및 방법 등)

① 의료기관 인증기준은 다음 각 호의 사항을 포함하여야 한다.
1. 환자의 권리와 안전
2. 의료기관의 의료서비스 질 향상 활동
3. 의료서비스의 제공과정 및 성과
4. 의료기관의 조직 · 인력관리 및 운영
5. 환자 만족도

84 「의료법」상 의료기관인증에 대한 설명으로 옳은 것은?

① 인증의 유효기간은 3년으로 한다.
② 인증기준의 세부 내용은 대통령령으로 정한다.
③ 조건부인증의 경우에는 유효기간을 4년으로 한다.
④ 요양병원은 의무적으로 인증을 받을 필요가 없다.
⑤ 인증등급은 인증, 조건부인증 및 불인증으로 구분한다.

해설 **제58조의3** (의료기관 인증기준 및 방법 등)

② 인증등급은 인증, 조건부인증 및 불인증으로 구분한다.
③ 인증의 유효기간은 4년으로 한다. 다만, 조건부인증의 경우에는 유효기간을 1년으로 한다.
④ 조건부인증을 받은 의료기관의 장은 유효기간 내(1년)에 보건복지부령으로 정하는 바에 따라 재인증을 받아야 한다.

85 「의료법」상 의료인의 면허를 반드시 취소해야 하는 경우는?

① 면허의 조건을 이행하지 아니한 때
② 향정신성의약품 중독자로 진단받은 때
③ 자격정지처분 기간 중에 의료행위를 한 때
④ 3년 동안 연속적으로 보수교육을 받지 않은 때
⑤ 태아 성 감별을 목적으로 임부를 진찰하거나 검사한 때

해설 **제65조** (면허 취소와 재교부)

① 보건복지부장관은 의료인이 다음 각 호의 어느 하나에 해당할 경우에는 그 면허를 취소할 수 있다. 다만, 제1호 · 제8호의 경우에는 면허를 취소하여야 한다.
1. 제8조(의료인의 결격사유) 각 호의 어느 하나에 해당하게 된 경우 :
1) 정신질환자, 2) 마약 · 대마 · 향정신성의약품 중독자, 3) 피성년후견인 · 피한정후견인
8. 거짓이나 그 밖의 부정한 방법으로 제5조 및 제6조에 따른 의료인 면허 발급 요건을 취득하거나 제9조에 따른 국가시험에 합격한 경우

정답 80.③ 81.① 82.④ 83.⑤ 84.⑤ 85.②

86 「의료법」상 의료인의 품위를 심하게 손상시키는 행위에 해당하는 것은?

① 3회 이상 자격 정지 처분을 받은 경우
② 학문적으로 인정되지 아니하는 간호업무
③ 자신의 간호사 면허증을 다른 사람에게 빌려준 행위
④ 의료기관 개설자가 될 수 없는 자에게 고용되어 의료행위를 한 때
⑤ 일회용 주사기를 재사용하여 사람의 생명 또는 신체에 중대한 위해를 발생하게 한 경우

해설 **시행령 제32조** (의료인의 품위 손상 행위의 범위)

1. 학문적으로 인정되지 아니하는 진료행위(조산 업무와 간호업무를 포함)

87 「의료법」상 간호사의 행위가 면허의 자격이 정지될 수 있는 경우는?

① 조현병 환자로 확진 받았다.
② 면허증을 친구에게 대여하였다.
③ 일회용 의료기기 재사용 금지를 위반하였다.
④ 자격 정지 처분 기간 중에 의료행위를 하였다.
⑤ 병원 업무 중에 4회에 걸쳐 간호사 면허의 자격정지 처분을 받았다.

해설 **제66조** (자격정지 등)

2의2. 제4조제6항(일회용 의료기기 재사용 금지)을 위반한 때

88 「의료법」상 의료인의 면허자격 정지 사유는?

① 향정신성의약품에 중독되었을 때
② 면허증을 타인에게 빌려주었을 때
③ 면허의 조건을 이행하지 않았을 때
④ 진료기록부를 고의로 사실과 다르게 수정한 때
⑤ 일회용 주사기를 재사용하여 환자에게 중대한 위해가 발생한 때

해설 **제66조** (자격정지 등)

3. 진단서 · 검안서 또는 증명서를 거짓으로 작성하여 내주거나 진료기록부등을 거짓으로 작성하거나 고의로 사실과 다르게 추가 기재 · 수정한 때

89 간호사가 환자의 활력징후를 측정한 것처럼 간호기록부를 거짓으로 작성하였다. 「의료법」상 해당 간호사가 받을 수 있는 처분은?

① 면허 취소 ② 자격 정지
③ 과징금 부과 ④ 과태료 부과
⑤ 보수교육 취소

해설 **제66조** (자격정지 등)

3. 진단서 · 검안서 또는 증명서를 거짓으로 작성하여 내주거나 진료기록부등을 거짓으로 작성하거나 고의로 사실과 다르게 추가 기재 · 수정한 때

90 간호사가 일회용 의료기기를 한 번 사용한 후, 다시 사용하여 사람의 신체에 중대한 위해가 발생하였다. 「의료법」상 해당 간호사가 받을 수 있는 처분은?

① 자격 정지 ② 면허 취소
③ 시정 명령 ④ 과태료 부과
⑤ 과징금 부과

해설 **제65조** (면허 취소와 재교부)

6. 제4조제6항(일회용 의료기기 재사용 금지)을 위반하여 사람의 생명 또는 신체에 중대한 위해를 발생하게 한 경우

91 「의료법」상 면허의 자격 정지가 될 수 있는 자는?

① 향정신성의약품에 중독된 의사
② 3회 이상 자격 정지 처분을 받은 치과의사
③ 자격 정지 처분 기간 중에 의료행위를 한 한의사
④ 면허 대여 금지 조항을 어기고 면허를 대여한 조산사
⑤ 의료인의 품위를 심하게 손상시키는 행위를 한 간호사

해설 **제66조** (자격정지 등)

① 보건복지부장관은 의료인이 다음 각 호의 어느 하나에 해당하면(제65조제1항제2호의2에 해당하는 경우는 제외한다) 1년의 범위에서 면허자격을 정지시킬 수 있다.
1. 의료인의 품위를 심하게 손상시키는 행위를 한 때

92 「의료법」상 고소가 있어야 공소를 제기할 수 있는 경우는?

① 의료인이 진료를 거부한 때
② 의료인이 변사체 신고 의무를 위반한 때
③ 의료인이 정보 누설 금지의무를 위반한 때
④ 자신이 진찰하지 아니한 환자에게 진단서를 교부한 때
⑤ 의료행위가 이루어지는 장소에서 의료기사를 폭행한 때

해설 **제19조** (정보누설금지), 제88조(벌칙)

1. 다만, 제19조, 제21조제2항(제40조의2제4항에서 준용하는 경우를 포함한다) 또는 제69조제3항을 위반한 자에 대한 공소는 고소가 있어야 한다.

정답 86.② 87.③ 88.④ 89.② 90.② 91.⑤ 92.③

93 「의료법」상 의료인의 면허 자격을 정지시킬 수 있는 경우는?

① 면허를 대여한 때
② 관계 공무원의 직무 수행을 방해한 때
③ 부정한 방법으로 진료비를 거짓 청구한 때
④ 폐업 신고를 하지 아니하고 6개월 이상 의료업을 하지 아니한 때
⑤ 개설 신고한 날로부터 3개월 이내에 정당한 사유 없이 업무를 시작하지 아니한 때

해설 **제66조** (자격정지 등)

7. 관련 서류를 위조·변조하거나 속임수 등 부정한 방법으로 진료비를 거짓 청구한 때

94 「의료법」상 의료인의 면허가 취소된 후 그 취소 사유가 소멸한 경우 재교부할 수 있다. 다음 중 면허 재교부 제한 기간이 가장 짧은 것은?

① 의료인 면허증을 대여하여 면허가 취소된 경우
② 자격정지 중 의료행위를 하여 면허가 취소된 경우
③ 의료인이 아닌 자에게 수술을 하게 하여 면허가 취소된 경우
④ 일회용 의료기기를 재사용으로 신체의 중대한 위해 발생으로 면허가 취소된 경우
⑤ 보건복지부장관이 면허를 내줄 때 붙인 면허의 조건을 이행하지 않아 면허가 취소된 경우

해설 **제65조** (면허 취소와 재교부)

3. 제11조제1항에 따른 면허 조건을 이행하지 아니한 경우
제1항제3호에 따라 면허가 취소된 경우에는 취소된 날부터 1년 이내

95 「의료법」상 의료인의 품위를 심하게 손상시키는 행위를 한 때 면허 자격을 정지시킬 수 있는 기간은?

① 1년
② 2년
③ 3년
④ 4년
⑤ 5년

해설 **제66조** (자격정지 등)

① 보건복지부장관은 의료인이 1년의 범위에서 면허자격을 정지시킬 수 있다.
1. 의료인의 품위를 심하게 손상시키는 행위

96 「의료법」상 의료인의 자격 정지 사유는?

① 타인에게 면허를 대여한 경우
② 둘 이상의 의료기관을 개설한 경우
③ 부당하게 많은 진료비를 요구하는 행위
④ 거짓이나 그 밖의 부정한 방법으로 의료인 면허 발급 요건을 취득한 경우
⑤ 일회용 의료기기의 재사용으로 사람의 생명에 중대한 위해를 발생하게 한 경우

해설 **시행령 제32조** (의료인의 품위 손상 행위의 범위)

4. 불필요한 검사·투약(投藥)·수술 등 지나친 진료행위를 하거나 부당하게 많은 진료비를 요구하는 행위

97 「의료법」상 의료인의 품위손상행위에 해당하는 것은?

① 비도덕적인 진료행위
② 진단서 • 검안서 거짓 작성
③ 진료기록부 등을 거짓으로 작성하는 행위
④ 의료인이 아닌 자에게 의료행위를 하게 한 경우
⑤ 의료기관 개설자가 될 수 없는 자에게 고용되어 의료행위를 행위

해설 **시행령 제32조** (의료인의 품위 손상 행위의 범위)

2. 비도덕적인 진료행위

98 「의료법」상 의료인의 품위손상행위의 범위에 해당하는 것은?

① 자신의 환자를 다른 의료기관에 의뢰하였다.
② 제약회사로부터 경제적 이익 등을 제공받았다.
③ 간호사 P씨는 의사의 해외 출장 시 대신 진료하였다.
④ 의사 K씨는 부정한 방법으로 진료비를 거짓 청구하였다.
⑤ 자신이 진료한 환자에게 처방전을 발급하여 특정 약국으로 보냈다.

해설 **시행령 제32조** (의료인의 품위 손상 행위의 범위)

7. 자신의 처방전을 발급받은 환자를 영리목적으로 특정 약국에 유치하기 위하여 약국과 담합하는 행위

정답 93.③ 94.⑤ 95.① 96.③ 97.① 98.⑤

99 **「의료법」상 각 중앙회의 의장이 윤리위원회를 통해서 보건복지부장관에게 처분을 요구할 수 있는 것은?**

① 회원포상에 관한 사항
② 면허취소에 관한 사항
③ 과태료 부과에 관한 사항
④ 자격정지 처분에 관한 사항
⑤ 벌금 및 과징금 부과에 관한 사항

해설 **제66조의2** (중앙회의 자격정지 처분 요구 등)

각 중앙회의 장은 의사 · 치과의사 · 한의사 또는 조산사가 제66조 제1항제1호(의료인의 품위를 심하게 손상시키기 위한 행위를 한 때)에 해당하는 경우에는 각 중앙회의 윤리위원회의 심의 · 의결을 거쳐 보건복지부장관에게 자격정지 처분을 요구할 수 있다.

100 **「의료법」상 면허 취소 재교부 제한 연한이 2년으로 옳은 것은?**

① 면허를 대여한 경우
② 결격사유에 해당한 때
③ 3회 이상 자격 정지 처분을 받은 경우
④ 의료인 아닌 자에게 하게 하거나 의료인에게 면허 사항 외로 하게 한 경우
⑤ 특정지역 및 특정업무 종사에 따른 면허조건을 이행하지 아니한 경우

해설 **제65조** (면허 취소와 재교부) : 면허 제한 기간 2년

- 자격 정지 처분 기간 중에 의료행위를 하거나 3회 이상 자격 정지 처분을 받은 경우
- 면허를 재교부받은 사람이 제66조(자격정지 등)제1항 각 호의 어느 하나에 해당하는 경우

정답 99.④ 100.③

08

응급의료에 관한 법률

08 예상문제

01 응급환자가 아닌 사람이 응급실을 내원하였다. 「응급의료에 관한 법률」상 응급실 의료인의 조치로 옳은 것은?

① 진료가 필요한 경우에는 타 의료기관 응급실로 이송하여야 한다.
② 환자 본인과 주치의의 동의를 얻은 후, 타 의료기관으로 이송하여야 한다.
③ 안전한 환자이송에 필요한 의료기구와 인력을 제공하면서 타 의료기관으로 이송하여야 한다.
④ 타 의료기관 이송 시, 응급환자에 해당되지 않는 이유를 설명하고 필요한 진료내용 등을 추천하여야 한다.
⑤ 진료가 필요한 경우에는 환자에게 응급실 이용료가 가산됨을 알리고 다른 응급환자처럼 진료하여야 한다.

해설 **시행령 제2조** (응급환자가 아닌 자에 대한 이송기준 및 절차)

② 의료인은 제1항의 규정에 따라 응급환자에 해당하지 아니하는 환자를 응급실이 아닌 의료시설에 진료를 의뢰하거나 다른 의료기관에 이송하는 경우에는 당해 환자가 응급환자에 해당하지 아니하는 이유를 설명하고, 그에 필요한 진료내용 및 진료과목 등을 추천하여야 한다.

02 「응급의료에 관한 법률」상 응급환자가 아닌 사람에 대한 조치는?

① 환자가 제출한 진료의뢰서의 환부
② 다른 응급환자와 동일한 진료 제공
③ 의무기록 및 방사선 필름 원본 교부
④ 다른 응급환자에 우선하여 진료 제공
⑤ 다른 시설에 의뢰하거나 다른 기관에 이송

해설 **제7조** (응급환자가 아닌 사람에 대한 조치)

① 의료인은 응급환자가 아닌 사람을 응급실이 아닌 의료시설에 진료를 의뢰하거나 다른 의료기관에 이송할 수 있다.

03 환자가 아닌 자가 내과 외래가 많이 붐빈다고 불평하면서 응급실을 방문하여 소화불량에 대한 처방전을 요구하고 있다. 이 경우 「응급의료에 관한 법률」상 응급실 간호사의 행동으로 옳은 것은?

① 응급실을 방문하였으므로 응급실로 내과 의사를 호출한다.
② 환자에게 응급실 이용료가 가산됨을 알리고 내과 의사에게 연락한다.
③ 응급환자에 해당되지 않는 이유를 설명하고 본인 동의를 얻어 내과 외래에 진료를 의뢰한다.
④ 현재 응급실에 있는 환자에게 제공할 의료 순서를 정한 뒤 그 순서에 따라 방문자의 요구를 해결한다.
⑤ 응급환자에 해당되지 않으므로 응급실 이용료를 추가로 산정하지 않고 본인 동의 없이 다른 의료기관으로 이송한다.

해설 **시행령 제2조** (응급환자가 아닌 자에 대한 이송기준 및 절차)

② 의료인은 제1항의 규정에 따라 응급환자에 해당하지 아니하는 환자를 응급실이 아닌 의료시설에 진료를 의뢰하거나 다른 의료기관에 이송하는 경우에는 당해 환자가 응급환자에 해당하지 아니하는 이유를 설명하고, 그에 필요한 진료내용 및 진료과목 등을 추천하여야 한다.

04 응급환자가 아닌 사람이 응급실을 내원하였다. 「응급의료에 관한 법률」상 응급실 의료인의 조치로 옳은 것은?

① 진료가 필요한 경우에는 타 의료기관 응급실로 이송하여야 한다.
② 환자 본인과 주치의의 동의를 얻은 후, 타 의료기관으로 이송하여야 한다.
③ 안전한 환자이송에 필요한 의료기구와 인력을 제공하면서 타 의료기관으로 이송하여야 한다.
④ 타 의료기관 이송 시, 응급환자에 해당되지 않는 이유를 설명하고 필요한 진료내용 등을 추천하여야 한다.
⑤ 진료가 필요한 경우에는 환자에게 응급실 이용료가 가산됨을 알리고 다른 응급환자처럼 진료하여야 한다.

해설 **시행령 제2조** (응급환자가 아닌 자에 대한 이송기준 및 절차)

② 의료인은 제1항의 규정에 따라 응급환자에 해당하지 아니하는 환자를 응급실이 아닌 의료시설에 진료를 의뢰하거나 다른 의료기관에 이송하는 경우에는 당해 환자가 응급환자에 해당하지 아니하는 이유를 설명하고, 그에 필요한 진료내용 및 진료과목 등을 추천하여야 한다.

정답 01.④ 02.⑤ 03.③ 04.④

05 「응급의료에 관한 법률」에서 괄호 안에 들어갈 숫자는?

> 응급의료종사자는 응급환자가 ( )명 이상이면 의학적 판단에 따라 더 위급한 환자부터 응급의료를 실시하여야 한다.

① 2
② 3
③ 5
④ 10
⑤ 20

해설 **제8조** (응급환자에 대한 우선 응급의료 등)

② 응급의료종사자는 응급환자가 2명 이상이면 의학적 판단에 따라 더 위급한 환자부터 응급의료를 실시하여야 한다.

06 응급실에 5명의 환자가 동시에 도착하였다. 「응급의료에 관한 법률」에 의해 우선적으로 응급의료를 제공받을 자는?

① 연령이 적은 자
② 생존확률이 높은 자
③ 응급실에 먼저 도착한 자
④ 의학적 판단에 따라 더 위급한 자
⑤ 가장 빠르게 치료를 끝낼 수 있는 자

해설 **제8조** (응급환자에 대한 우선 응급의료 등)

② 응급의료종사자는 응급환자가 2명 이상이면 의학적 판단에 따라 더 위급한 환자부터 응급의료를 실시하여야 한다.

07 「응급의료에 관한 법률」에 의해 응급의료종사자가 응급환자 또는 그 법정대리인에게 응급의료에 관하여 설명하고 동의를 얻어야 할 내용으로 옳지 않은 것은?

① 응급검사의 내용
② 응급처치의 내용
③ 응급환자가 진료를 방해하려고 하는 상황
④ 환자에게 발생하거나 발생 가능한 증상의 진단명
⑤ 응급의료를 받지 아니하는 경우의 예상 결과 또는 예후

해설 **시행규칙 제3조** (응급의료에 관한 설명 · 동의의 내용 및 절차)

① 법 제9조에 따라 응급환자 또는 그 법정대리인에게 응급의료에 관하여 설명하고 동의를 얻어야 할 내용은 다음 각 호와 같다.
1. 환자에게 발생하거나 발생가능한 증상의 진단명
2. 응급검사의 내용
3. 응급처치의 내용
4. 응급의료를 받지 아니하는 경우의 예상결과 또는 예후
5. 그 밖에 응급환자가 설명을 요구하는 사항

08 「응급의료에 관한 법률」에 의해 의료기관에서 응급환자에 대해 당해 의료기관 능력으로 환자에게 적정한 의료를 행할 수 없다고 판단할 때에 행할 수 있는 조치로 옳은 것은?

① 응급환자를 이송하면서 진단서를 송부한다.
② 이송 시 소요되는 모든 비용은 당해 의료기관이 부담한다.
③ 응급환자의 안전한 이송과 인계를 위하여 의사 1인, 간호사 1인이 동행해야 한다.
④ 인공호흡기가 필요한 응급환자를 평소 인공호흡기가 많이 비치된 다른 병원으로 가도록 추천하여야 한다.
⑤ 의료인은 119구급상황관리센터를 통하여 이송받을 수 있는 의료기관을 확인하고 적절한 이송수단을 알선하거나 제공하여야 한다.

해설 **시행규칙 제4조** (응급환자의 이송절차 및 의무기록의 이송)

① 의료인은 법 제11조에 따라 응급환자를 다른 의료기관으로 이송하는 경우에는 이송받는 의료기관에 연락하고, 적절한 이송수단을 알선하거나 제공하여야 한다.
② 의료인은 제1항에 따라 이송받는 의료기관에 대한 연락이나 준비를 할 수 없는 경우에는 법 제27조제1항에 따른 응급의료지원센터나 「119구조 · 구급에 관한 법률」 제10조의2에 따른 119구급상황관리센터를 통하여 이송받을 수 있는 의료기관을 확인하고 적절한 이송수단을 알선하거나 제공하여야 한다.

09 「응급의료에 관한 법률」상 중앙응급의료센터의 업무로 적합하지 않은 것은?

① 응급의료분야 의료취약지 관리 업무
② 전문응급의료센터 간의 업무조정 및 지원
③ 응급환자 이송체계 운영 및 관리에 관한 지원
④ 응급처치 관련 교육 및 응급장비 관리에 관한 지원
⑤ 응급의료정보통신망의 구축 및 관리 · 운영과 그에 따른 업무

해설 **제25조** (중앙응급의료센터)

① 보건복지부장관은 응급의료에 관한 다음 각 호의 업무를 수행하게 하기 위하여 중앙응급의료센터를 설치 · 운영할 수 있다.
6. 응급의료정보통신망의 구축 및 관리 · 운영과 그에 따른 업무
7. 제15조의2에 따른 응급의료 관련 조사 · 통계사업에 관한 업무
8. 응급처치 관련 교육 및 응급장비 관리에 관한 지원
9. 응급환자 이송체계 운영 및 관리에 관한 지원
10. 응급의료분야 의료취약지 관리 업무
11. 그 밖에 보건복지부장관이 정하는 응급의료 관련 업무

정답 05.① 06.④ 07.③ 08.⑤ 09.②

10 「응급의료에 관한 법률」상 권역응급의료센터의 업무는?

① 외상 환자의 진료
② 응급의료 관련 연구
③ 중증응급환자 중심의 진료
④ 외상의료를 제공하는 의료인의 교육훈련
⑤ 응급의료기관에 대한 평가와 질 향상 활동에 대한 지원

해설 **제26조** (권역응급의료센터의 지정)

① 보건복지부장관은 응급의료에 관한 다음 각 호의 업무를 수행하게 하기 위하여 「의료법」 제3조의4에 따른 상급종합병원 또는 같은 법 제3조의3에 따른 300병상을 초과하는 종합병원 중에서 권역응급의료센터를 지정할 수 있다.
1. 중증응급환자 중심의 진료
2. 재난 대비 및 대응 등을 위한 거점병원으로서 보건복지부령으로 정하는 업무
3. 권역(圈域) 내에 있는 응급의료종사자에 대한 교육 · 훈련
4. 권역 내 다른 의료기관에서 제11조에 따라 이송되는 중증응급환자에 대한 수용
5. 그 밖에 보건복지부장관이 정하는 권역 내 응급의료 관련 업무

정답 10.③

09

혈액관리법

09 예상문제

01 「혈액관리법」상 채혈 금지 대상자에 해당하는 자는?

① 체온이 37.5도인 자
② 체중 50킬로그램의 남자
③ 체중이 45킬로그램인 여자
④ 맥박이 1분에 50회 미만인 자
⑤ 이완기혈압이 100밀리미터(수은주압)인 자

해설 **혈액관리법 시행규칙 별표 1의2 채혈금지대상자** (제2조의2 및 제7조 관련)

1. 건강진단관련 요인
가. 체중이 남자는 50킬로그램 미만, 여자는 45킬로그램 미만인 자
나. 체온이 섭씨 37.5도를 초과하는 자
다. 수축기혈압이 90밀리미터(수은주압) 미만 또는 180밀리미터(수은주압)이상인 자
라. 이완기혈압이 100밀리미터(수은주압) 이상인 자
마. 맥박이 1분에 50회 미만 또는 100회를 초과하는 자

02 「혈액관리법 시행규칙」상 채혈이 가능한 사람은?

① 임신 중인 자
② 수혈 후 3개월이 경과한 자
③ 각막을 이식받은 경험이 있는 자
④ 전혈 채혈일로부터 1개월이 경과한 자
⑤ 본인이 출산한 신생아에게 수혈하고자 하는 경우

해설 **혈액관리법 시행규칙 별표 1의2 체혈금지대상자** (제2조의2 및 제7조 관련)

4. 진료 및 처치 관련 요인
가. 임신 중인 자, 분만 또는 유산 후 6개월 이내인 자. 다만, 본인이 출산한 신생아에게 수혈하고자 하는 경우에는 그러하지 아니하다.
나. 수혈 후 1년이 경과하지 아니한 자
다. 전혈채혈일로부터 8주, 혈장성분채혈, 혈소판혈장성분채혈 및 두단위혈소판성분채혈일로부터 14일, 백혈구성분채혈 및 한단위혈소판성분채혈일로부터 72시간, 두단위적혈구성분채혈일로부터 16주가 경과하지 아니한 자
라. 과거 경막 또는 각막을 이식 받은 경험이 있는 자

03 「혈액관리법」상 혈액원이 채혈한 때에 혈액의 적격 여부를 확인하기 위해 지체 없이 해야 하는 검사는?

① 빈혈검사
② 매독검사
③ 결핵검사
④ A형간염검사
⑤ 인플루엔자검사

해설 **시행규칙 제6조** (헌혈자의 건강진단 등)

② 제1항에 따른 신원확인 후에 혈액원은 헌혈자에 대하여 채혈을 실시하기 전에 다음 각 호에 해당하는 건강진단을 실시하여야 한다.
6. 다음 각 목의 어느 하나에 따른 빈혈검사
가. 황산구리법에 따른 혈액비중검사
나. 혈색소검사
다. 적혈구용적률검사
7. 혈소판계수검사(혈소판성분채혈의 경우에만 해당한다)

04 「혈액관리법」상 혈액원이 헌혈자에 대해 채혈 전 실시하는 건강진단 내용은?

① 청진
② 신장 측정
③ 호흡 측정
④ 체중 측정
⑤ 단백뇨 측정

해설 **시행규칙 제6조** (헌혈자의 건강진단 등)

② 제1항에 따른 신원확인 후에 혈액원은 헌혈자에 대하여 채혈을 실시하기 전에 다음 각 호에 해당하는 건강진단을 실시하여야 한다.
1. 과거의 헌혈경력 및 혈액검사결과와 채혈금지대상자 여부의 조회
2. 문진 · 시진 및 촉진
3. 체온 및 맥박 측정
4. 체중 측정
5. 혈압 측정

정답 01.④ 02.⑤ 03.① 04.④

05 「혈액관리법」상 혈액의 적격여부 검사항목이 아닌 것은?

① 매독검사
② 비(B)형 간염검사
③ 에이(A)형 간염검사
④ 사람T세포림프친화바이러스 검사
⑤ 간기능검사인 ALT 검사－60 IU/L 이상

해설 **시행규칙 제8조** (혈액의 적격여부 검사등)

① 혈액원은 법 제8조제1항에 따라 헌혈자로부터 혈액을 채혈한 때에는 지체 없이 그 혈액에 대한 간기능검사(ALT검사, 수혈용으로 사용되는 혈액만 해당한다), 비(B)형간염검사, 시(C)형간염검사, 매독검사, 후천성면역결핍증검사, 사람T세포림프친화바이러스(HTLV) 검사(혈장성분은 제외한다), 그 밖에 보건복지부장관이 정하는 검사를 실시하고, 혈액 및 혈액제제의 적격 여부를 확인하여야 한다.

06 「혈액관리법」상 혈액원은 특정수혈부작용 및 채혈부작용에 대한 보상금을 지급할 수 있다. 혈액공급 과정에서 혈액원의 과실이 없어도 지급할 수 있는 것은?

① 진료비
② 위자료
③ 장제비
④ 사망한 자에 대한 일시보상금
⑤ 장애인이 된 자에 대한 일시보상금

해설 **제10조의2** (특정수혈부작용 및 채혈부작용의 보상)

① 혈액원은 다음 각 호의 어느 하나에 해당하는 사람에 대하여 특정수혈부작용 및 채혈부작용에 대한 보상금(이하 "보상금"이라 한다)을 지급할 수 있다
1. 헌혈이 직접적인 원인이 되어 질병이 발생하거나 사망한 채혈부작용자
2. 혈액원이 공급한 혈액이 직접적인 원인이 되어 질병이 발생하거나 사망한 특정수혈부작용자
④ 제1항에 따라 지급할 수 있는 보상금의 범위는 다음 각 호와 같다. 다만, 혈액의 공급과정에서 혈액원의 과실이 없는 경우에는 제6호의 위자료만 지급할 수 있다.
1. 진료비 2. 장애인이 된 자에 대한 일시보상금 3. 사망한 자에 대한 일시보상금
4. 장제비 5. 일실(逸失)소득 6. 위자료

07 「혈액관리법」상 특정수혈부작용 및 채혈부작용으로 질병이 발생하거나 사망한 경우, 보상금을 지급하는 자는?

① 혈액원
② 시 · 도지사
③ 의료기관의 장
④ 보건복지부장관
⑤ 식품의약품안전처장

해설 **제10조의2** (특정수혈부작용 및 채혈부작용의 보상)

① 혈액원은 다음 각 호의 어느 하나에 해당하는 사람에 대하여 특정수혈부작용 및 채혈부작용에 대한 보상금(이하 "보상금"이라 한다)을 지급할 수 있다
1. 헌혈이 직접적인 원인이 되어 질병이 발생하거나 사망한 채혈부작용자
2. 혈액원이 공급한 혈액이 직접적인 원인이 되어 질병이 발생하거나 사망한 특정수혈부작용자

08 「혈액관리법」상 채혈부작용으로 헌혈자가 사망하였다. 「혈액관리법」에 의해 혈액원이 보상금을 지급하고자 할 경우, 고려하여야 할 것은?

① 채혈자의 병력
② 채혈자의 근무경력
③ 채혈자와 헌혈자 간의 관계
④ 채혈과 사망 간의 직접적 인과관계 수준
⑤ 수혈과 사망 간의 직 · 간접적 인과관계 수준

해설 **제10조의2** (특정수혈부작용 및 채혈부작용의 보상)

① 혈액원은 다음 각 호의 어느 하나에 해당하는 사람에 대하여 특정수혈부작용 및 채혈부작용에 대한 보상금(이하 "보상금")을 지급할 수 있다
1. 헌혈이 직접적인 원인이 되어 질병이 발생하거나 사망한 채혈부작용자
2. 혈액원이 공급한 혈액이 직접적인 원인이 되어 질병이 발생하거나 사망한 특정수혈부작용자

09 「혈액관리법」상 부적격혈액을 폐기 처분하지 아니할 경우는?

① 혈액제제로 수혈하는 경우
② 예방접종약의 원료로 사용하는 경우
③ 희귀질환자에게 응급으로 수혈하는 경우
④ 헌혈환급예치금을 조성하기 위해 활용하는 경우 수 있는 경우
⑤ 「의료급여법」에 따른 수급권자에게 무료로 수혈하는 경우

해설 **시행령 제6조** (부적격혈액 폐기처분의 예외)

법 제8조제2항 단서에 따라 부적격혈액을 폐기처분하지 아니할 수 있는 경우는 다음 각 호와 같다.
1. 예방접종약의 원료로 사용되는 경우
2. 의학연구 또는 의약품 · 의료기기 개발에 사용되는 경우
3. 혈액제제 등의 의약품이나 의료기기의 품질관리를 위한 시험에 사용되는 경우

정답 05.③ 06.② 07.① 08.④ 09.②

10 **「혈액관리법」상 특정수혈부작용으로 사망자가 발생했다. 신고 기간은?**

① 지체없이
② 24시간 이내
③ 2일
④ 3일
⑤ 5일

해설 **제13조** (특정수혈부작용의 신고 등)

① 의료기관의 장은 법 제10조제1항의 규정에 따라 특정수혈부작용이 발생한 사실을 확인한 날부터 15일 이내에 해당 의료기관 소재지의 보건소장을 거쳐 특별시장 · 광역시장 · 특별자치시장 · 도지사 · 특별자치도지사(이하 "시 · 도지사"라 한다)에게 특정수혈부작용이 발생한 사실을 별지 제8호서식에 따라 신고해야 한다. 다만, 사망의 경우에는 지체 없이 신고해야 한다.

정답 10.①

10

마약류 관리에 관한 법률

10 예상문제

01 「마약류 관리에 관한 법률」상 마약류취급의료업자가 아닌 자는?

① 의사
② 한의사
③ 수의사
④ 간호사
⑤ 치과의사

해설 **제2조** (정의)

자. 마약류취급의료업자: 의료기관에서 의료에 종사하는 의사·치과의사·한의사 또는 「수의사법」에 따라 동물 진료에 종사하는 수의사로서 의료나 동물 진료를 목적으로 마약 또는 향정신성의약품을 투약하거나 투약하기 위하여 제공하거나 마약 또는 향정신성의약품을 기재한 처방전을 발급하는 자

02 「마약류 관리에 관한 법률」상 마약류관리에 관한 법률에서 규정하고 있는 대마의 설명으로 옳은 것은?

① 대마초의 종자
② 대마초의 뿌리
③ 대마초와 그 수지
④ 성숙한 대마초의 줄기
⑤ 파파베르 솜니페룸 엘

해설 **제2조** (정의)

4. "대마"란 다음 각 목의 어느 하나에 해당하는 것을 말한다. 다만, 대마초[칸나비스 사티바 엘(Cannabis sativa L)을 말한다]의 종자·뿌리 및 성숙한 대마초의 줄기와 그 제품은 제외한다.
가. 대마초와 그 수지

03 「마약류 관리에 관한 법률」상 「의료법」에 따른 의료기관에 종사하는 약사로서 그 의료기관에서 환자에게 투약하거나 투약하기 위하여 제공하는 마약 또는 향정신성의약품을 조제·수수(授受)하고 관리하는 책임을 진 자는?

① 담당 전문의
② 마약류관리자
③ 투약한 간호사
④ 마약류제조업자
⑤ 마약류취급의료업자

해설 **제2조** (용어 정의)

바. 마약류관리자: 「의료법」에 따른 의료기관(이하 "의료기관"이라 한다)에 종사하는 약사로서 그 의료기관에서 환자에게 투약하거나 투약하기 위하여 제공하는 마약 또는 향정신성의약품을 조제·수수(授受)하고 관리하는 책임을 진 자

04 「마약류 관리에 관한 법률」상 마약류가 아닌 물질, 약물, 제제, 제품 등 오용 남용으로 인한 보건상 위해를 우려해 임시마약류를 지정할 수 있는 자는?

① 대통령
② 보건소장
③ 시·도지사
④ 보건복지부장관
⑤ 식품의약품안전처장

해설 **제5조의2** (임시마약류 지정)

① 식품의약품안전처장은 마약류가 아닌 물질·약물·제제·제품 등(이하 이 조에서 "물질등"이라 한다) 중 오용 또는 남용으로 인한 보건상의 위해가 우려되어 긴급히 마약류에 준하여 취급·관리할 필요가 있다고 인정하는 물질등을 임시마약류로 지정할 수 있다. 이 경우 임시마약류는 다음 각 호에서 정하는 바와 같이 구분하여 지정한다.

정답 01.④ 02.③ 03.② 04.⑤

05 「마약류 관리에 관한 법률」상 식품의약품안전처장의 허가를 받는 자는?

① 마약류도매업자
② 마약류관리자
③ 마약류수출입업자
④ 대마재배자
⑤ 마약류취급의료업자

해설 **제6조** (마약류취급자의 허가 등)

• 식품의약품안전처장의 허가: 마약류수출입업자, 마약류제조업자 및 마약류원료사용자, 마약류취급학술연구자.
• 특별자치시장 · 시장 · 군수 또는 구청장의 허가 : 마약류도매업자, 대마재배자.

06 「마약류 관리에 관한 법률」상 마약류수출입업자로 허가를 받을 수 있는 자는?

① 미성년자
② 정신질환자
③ 피성년후견인
④ 금고이상의 형을 선고 받고 집행을 받지 아니하기로 확정된 후 3년이 지난 자
⑤ 죄를 범하여 금고 이상의 형의 집행유예를 선고받고 그 유예기간 중에 있는 사람

해설 **제6조** (마약류취급자의 허가 등)

③ 다음 각 호의 어느 하나에 해당하는 사람은 마약류수출입업자, 마약류취급학술연구자 또는 대마재배자로 허가를 받을 수 없다.
1. 피성년후견인, 피한정후견인 또는 미성년자
2. 「정신건강증진 및 정신질환자 복지서비스 지원에 관한 법률」 제3조제1호에 따른 정신질환자(정신건강의학과 전문의가 마약류에 관한 업무를 담당하는 것이 적합하다고 인정한 사람은 제외한다) 또는 마약류 중독자
3. 이 법이나 「약사법」 · 「의료법」 · 「보건범죄 단속에 관한 특별조치법」 또는 그 밖에 마약류 관련 법률을 위반한 죄를 범하여 금고 이상의 실형을 선고받고 그 집행이 끝나거나(집행이 끝난 것으로 보는 경우를 포함한다) 집행이 면제된 날부터 3년이 지나지 아니한 사람
4. 제3호의 죄를 범하여 금고 이상의 형의 집행유예를 선고받고 그 유예기간 중에 있는 사람

07 「마약류 관리에 관한 법률」상 마약류취급학술연구자가 대마초를 재배하거나 대마를 수입하여 학술연구에 사용하였을 때에는 그 사용(대마초 재배 현황을 포함) 및 연구에 관한 장부를 작성하고, 그 내용을 누구에게 보고하여야 하는가?

① 보건소장
② 시 · 도지사
③ 시 · 군 · 구청장
④ 보건복지부장관
⑤ 식품의약품안전처장

해설 **제35조** (마약류취급학술연구자)

② 마약류취급학술연구자가 대마초를 재배하거나 대마를 수입하여 학술연구에 사용하였을 때에는 총리령으로 정하는 바에 따라 그 사용(대마초 재배 현황을 포함한다) 및 연구에 관한 장부를 작성하고, 그 내용을 식품의약품안전처장에게 보고하여야 한다.

08 「마약류 관리에 관한 법률」상 마약류취급자가 그 소지하는 마약류를 분실하였을 때 누구에게 보고하여야 하나?

① 시 · 도지사
② 관할 보건소장
③ 해당 허가관청
④ 의료기관의 장
⑤ 식품의약품안전처장

해설 **제12조** (사고마약류 등의 처리)

① 마약류취급자 또는 마약류취급승인자는 소지하고 있는 마약류에 대하여 다음 각 호의 어느 하나에 해당하는 사유가 발생하면 총리령으로 정하는 바에 따라 해당 허가관청(마약류취급의료업자의 경우에는 해당 의료기관의 개설허가나 신고관청을 말하며, 마약류소매업자의 경우에는 약국 개설 등록관청을 말한다. 이하 같다)에 지체 없이 그 사유를 보고하여야 한다.
1. 재해로 인한 상실(喪失)
2. 분실 또는 도난
3. 변질 · 부패 또는 파손

정답 05.③ 06.④ 07.⑤ 08.③

09 「마약류 관리에 관한 법률」상 마약류취급자가 소지하고 있는 마약류에 대하여 마약류 사고의 사유가 발생하면 해당 허가관청에 지체없이 그 사유를 보고하여야 하는 것은?

① 재해로 인한 상실
② 사용기한이 경과하여 재고관리가 곤란한 경우
③ 사용기한의 경과하여 보관을 하기에 곤란한 경우
④ 유효기한이 지나지 아니하였으나 재고관리가 곤란한 경우
⑤ 유효기한이 지나지 아니하였으나 보관을 하기에 곤란한 경우

해설 **제12조** (사고마약류 등의 처리)

① 마약류취급자 또는 마약류취급승인자는 소지하고 있는 마약류에 대하여 다음 각 호의 어느 하나에 해당하는 사유가 발생하면 총리령으로 정하는 바에 따라 해당 허가관청(마약류취급의료업자의 경우에는 해당 의료기관의 개설허가나 신고관청을 말하며, 마약류소매업자의 경우에는 약국 개설 등록관청을 말한다. 이하 같다)에 지체 없이 그 사유를 보고하여야 한다.
1. 재해로 인한 상실
2. 분실 또는 도난
3. 변질 · 부패 또는 파손

10 「마약류 관리에 관한 법률」상 마약류취급자가 관리하는 "마약"의 저장에 관한 설명으로 옳지 않은 것은?

① 다른 의약품과 구별하여 저장할 것
② 이중으로 잠금장치가 된 철제금고에 저장할 것
③ 업무시간 중에는 조제대에 비치하여 보관할 것
④ 잠금장치가 되어 있는 견고한 장소에 저장할 것
⑤ 저장시설은 일반인이 쉽게 발견할 수 없는 장소에 이동할 수 없도록 설치할 것

해설 **시행규칙 제26조** (마약류의 저장)

3. 향정신성의약품, 예고임시마약류 또는 임시마약류는 잠금장치가 설치된 장소에 저장할 것. 다만, 마약류소매업자 · 마약류취급의료업자 또는 마약류관리자가 원활한 조제를 목적으로 업무시간중 조제대에 비치하는 향정신성의약품은 제외한다.

11 「마약류 관리에 관한 법률」상 마약류 소매업자는 보존 처방전을 얼마간 보존해야 하는가?

① 1년
② 2년
③ 3년
④ 5년
⑤ 10년

해설 **제28조** (마약류의 소매)

② 마약류소매업자는 그 조제한 처방전을 2년간 보존하여야 한다.

12 「마약류 관리에 관한 법률」상 의료 목적으로 마약 또는 향정신성의약품을 투약하거나 이를 기재한 처방전을 발급하는 자는?

① 투약간호사
② 마약류관리자
③ 마약류도매업자
④ 마약류소매업자
⑤ 마약류취급의료업자

해설 **제32조** (마약류의 소매)

② 마약류취급의료업자가 마약 또는 향정신성의약품을 기재한 처방전을 발급할 때에는 그 처방전에 발급자의 업소 소재지, 상호 또는 명칭, 면허번호와 환자나 동물의 소유자 · 관리자의 성명 및 주민등록번호를 기입하여 서명 또는 날인하여야 한다.

13 「마약류 관리에 관한 법률」상 치료보호기관에서 마약 중독자에게 그 중독 증상을 완화시키거나 치료를 위해 마약을 투약하고자 한다. 이 경우 누구의 허가를 받아야 하는가?

① 보건소장
② 담당 의사
③ 치료보호기관의 장
④ 식품의약품안전처장
⑤ 보건복지부장관 또는 시•도지사

해설 **제39조** (마약 사용의 금지)

마약류취급의료업자는 마약 중독자에게 그 중독 증상을 완화시키거나 치료하기 위하여 다음 각 호의 어느 하나에 해당하는 행위를 하여서는 아니 된다. 다만, 제40조에 따른 치료보호기관에서 보건복지부장관 또는 시 · 도지사의 허가를 받은 경우에는 그러하지 아니하다.

14 「마약류 관리에 관한 법률」상 마약 중독자에게 마약을 투여할 수 있는 사람은?

① 모든 의사
② 보건소 근무 의사
③ 정신건강의학과 전문의
④ 종합병원에 근무하는 마약류취급의료업자
⑤ 시 · 도지사의 허가를 받은 치료보호기관의 의사

해설 **제39조** (마약 사용의 금지)

마약류취급의료업자는 마약 중독자에게 그 중독 증상을 완화시키거나 치료하기 위하여 다음 각 호의 어느 하나에 해당하는 행위를 하여서는 아니 된다. 다만, 제40조에 따른 치료보호기관에서 보건복지부장관 또는 시 · 도지사의 허가를 받은 경우에는 그러하지 아니하다.

정답 09.① 10.③ 11.② 12.⑤ 13.⑤ 14.⑤

15 **「마약류 관리에 관한 법률」상 의해서 마약 중독자의 중독 증상을 완화하거나 치료하기 위하여 마약류취급의료업자가 할 수 있는 것은?**

① 마약을 직접 투약한다.
② 마약을 기재한 처방전을 발급한다.
③ 중독자가 투약할 수 있도록 마약을 제공한다.
④ 치료보호기관에서 시 · 도지사의 허가를 받고 마약을 투약한다.
⑤ 중독자가 스스로 관리할 수 있도록 올바른 마약투약 방법을 교육한다.

해설 **제39조** (마약 사용의 금지)

마약류취급의료업자는 마약 중독자에게 그 중독 증상을 완화시키거나 치료하기 위하여 다음 각 호의 어느 하나에 해당하는 행위를 하여서는 아니 된다. 다만, 제40조에 따른 치료보호기관에서 보건복지부장관 또는 시 · 도지사의 허가를 받은 경우에는 그러하지 아니하다.

16 **「마약류 관리에 관한 법률」에 의하면 마약류취급의료업자가 마약중독자를 치료하기 위해 마약을 투약하는 것이 금지된다. 다만 치료보호기관에서 허가권자의 허가를 받으면 마약중독자에게 마약을 투약할 수 있다. 이때 허가권자는?**

① 보건소장
② 시 · 도지사
③ 의료기관의 장
④ 시장 · 군수 · 구청장
⑤ 식품의약품안전처장

해설 **제39조** (마약 사용의 금지)

마약류취급의료업자는 마약 중독자에게 그 중독 증상을 완화시키거나 치료하기 위하여 다음 각 호의 어느 하나에 해당하는 행위를 하여서는 아니 된다. 다만, 제40조에 따른 치료보호기관에서 보건복지부장관 또는 시 · 도지사의 허가를 받은 경우에는 그러하지 아니하다.

17 **「마약류 관리에 관한 법률」에 의해서 마약류중독자의 치료보호기관을 설치 · 운영 지정할 수 있는 자는?**

① 보건소장
② 시 · 군 · 구청장
③ 식품의약품안전처장
④ 지방식품의약품안전청장
⑤ 보건복지부장관 또는 시 · 도지사

해설 **제40조** (마약류 중독자의 치료보호)

① 보건복지부장관 또는 시 · 도지사는 마약류 사용자의 마약류 중독 여부를 판별하거나 마약류 중독자로 판명된 사람을 치료보호하기 위하여 치료보호기관을 설치 · 운영하거나 지정할 수 있다.

18 **「마약류 관리에 관한 법률」에 의해 보건복지부장관 또는 시•도지사가 마약류 사용자에 대하여 마약류 중독 여부의 판별검사를 하려면 어느 곳의 심의를 거쳐야 하는가?**

① 마약류대책협의회
② 마약류실무협의회
③ 치료보호심사위원회
④ 한국마약퇴치운동본부
⑤ 보건의료정책심의위원회

해설 **제40조** (마약류 중독자의 치료보호)

⑧ 보건복지부장관 또는 시 · 도지사는 제7항에 따른 판별검사 또는 치료보호를 하려면 치료보호심사위원회의 심의를 거쳐야 한다.

19 **「마약류 관리에 관한 법률」에 의해 치료보호기관에서는 마약류 사용자에 대해 중독 여부의 판별검사를 언제까지 해야 하는가?**

① 7일 이내
② 14일 이내
③ 21일 이내
④ 1개월 이내
⑤ 2개월 이내

해설 **제40조** (마약류 중독자의 치료보호)

⑦ 이 경우 판별검사 기간은 1개월 이내로 하고, 치료보호 기간은 12개월 이내로 한다.

20 **「마약류 관리에 관한 법률」에 의해 보건복지부장관은 마약류중독자에 대한 실태조사를 언제 실시해야 하는가?**

① 1년마다
② 2년마다
③ 3년마다
④ 4년마다
⑤ 5년마다

해설 **제51조의4** (실태조사)

① 보건복지부장관과 식품의약품안전처장은 이 법의 적절한 시행을 위하여 마약류 사용 · 중독 · 확산 및 예방 · 치료 · 재활 · 시설 현황 등에 대한 실태조사를 3년마다 실시하여야 한다.

정답 15.④ 16.② 17.⑤ 18.③ 19.④ 20.③

11

국민건강보험법

11 예상문제

01 「국민건강보험법」상 직장가입자에게 주로 생계를 의존하는 사람으로서 소득 및 재산이 보건복지부령으로 정하는 기준 이하에 해당하여 건강보험의 피부양자가 될 수 있는 자는?

① 직장가입자의 딸
② 직장가입자의 이모
③ 직장가입자의 큰어머니
④ 직장가입자의 작은아버지
⑤ 직장가입자의 형제의 배우자

해설 **제5조** (적용 대상 등) ②

1. 직장가입자의 배우자
2. 직장가입자의 직계존속(배우자의 직계존속을 포함한다)
3. 직장가입자의 직계비속(배우자의 직계비속을 포함한다)과 그 배우자
4. 직장가입자의 형제·자매

02 「국민건강보험법」상 국민건강보험 가입자의 자격취득 시기로 옳은 것은?

① 국내에 거주하게 된 날의 다음 날
② 수급권자이었던 사람이 그 대상자에서 제외된 날의 전 날
③ 직장가입자의 피부양자이었던 사람이 그 자격을 잃은 날
④ 유공자등 의료보호대상자가 건강보험의 적용을 신청한 날의 다음 날
⑤ 유공자등 의료보호대상자이었던 사람이 그 대상자에서 제외된 날의 다음 날

해설 **제8조** (자격의 취득 시기 등) ①

1. 수급권자이었던 사람은 그 대상자에서 제외된 날
2. 직장가입자의 피부양자이었던 사람은 그 자격을 잃은 날
3. 유공자등 의료보호대상자이었던 사람은 그 대상자에서 제외된 날
4. 제5조제1항제2호가목에 따라 보험자에게 건강보험의 적용을 신청한 유공자등 의료보호대상자는 그 신청한 날

03 「국민건강보험법」상 사용자는 변동사항 발생 시 몇 일 이내에 보험자에게 신고하여야 하는가?

① 자격변동 즉시
② 자격변동 다음 날
③ 자격변동 7일 이내
④ 자격변동 14일 이내
⑤ 자격변동 30일 이내

해설 **제9조** (자격의 변동 시기 등)

② 제1항에 따라 자격이 변동된 경우 직장가입자의 사용자와 지역가입자의 세대주는 다음 각 호의 구분에 따라 그 명세를 보건복지부령으로 정하는 바에 따라 자격이 변동된 날부터 14일 이내에 보험자에게 신고하여야 한다.

04 「국민건강보험법」상 국민건강보험 가입자의 자격의 변동 시기로 옳은 것은?

① 지역가입자가 다른 세대로 전입한 날
② 적용대상사업장의 휴업·폐업에 따른 사유가 발생한 날
③ 지역가입자가 적용대상사업장의 사용자로 된 날의 다음 날
④ 직장가입자가 다른 적용대상사업장의 사용자로 된 날의 다음날
⑤ 지역가입자가 근로자·공무원 또는 교직원으로 사용된 날의 다음 날

해설 **제9조** (자격의 변동 시기 등)

① 가입자는 다음 각 호의 어느 하나에 해당하게 된 날에 그 자격이 변동된다.
1. 지역가입자가 적용대상사업장의 사용자로 되거나, 근로자·공무원 또는 교직원(이하 "근로자등")으로 사용된 날
2. 직장가입자가 다른 적용대상사업장의 사용자로 되거나 근로자등으로 사용된 날 22광주
3. 직장가입자인 근로자등이 그 사용관계가 끝난 날의 다음 날
4. 적용대상사업장에 제7조제2호(휴업·폐업 등 보건복지부령으로 정하는 사유가 발생한 경우)에 따른 사유가 발생한 날의 다음 날
5. 지역가입자가 다른 세대로 전입한 날

정답 01.① 02.③ 03.④ 04.①

05 「국민건강보험법」상 국민건강보험 가입자가 자격을 상실하는 시기는?

① 사망한 날
② 수급권자가 된 날의 다음 날
③ 직장가입자의 피부양자가 된 날
④ 국내에 거주하지 아니하게 된 날
⑤ 유공자가 되어 건강보험의 적용배제신청을 한 날의 다음 날

해설 **제10조** (자격의 상실 시기 등) ①

1. 사망한 날의 다음 날
2. 국적을 잃은 날의 다음 날
3. 국내에 거주하지 아니하게 된 날의 다음 날
4. 직장가입자의 피부양자가 된 날
5. 수급권자가 된 날
6. 건강보험을 적용받고 있던 사람이 유공자등 의료보호대상자가 되어 건강보험의 적용배제신청을 한 날

06 「국민건강보험법」상 건강보험의 보험자는?

① 보건복지부
② 심사평가원
③ 재정운영위원회
④ 국민건강보험공단
⑤ 건강보험정책심의위원회

해설 **제13조** (보험자)

건강보험의 보험자는 국민건강보험공단(이하 "공단")으로 한다.

07 「국민건강보험법」상 국민건강보험공단이 관장하는 업무로 옳은 것은?

① 의료시설의 운영
② 요양급여비용 심사
③ 보험급여비용의 청구
④ 요양급여의 적정성 평가
⑤ 심사기준 및 평가기준의 개발

해설 **제14조** (업무 등) ①

1. 가입자 및 피부양자의 자격 관리
2. 보험료와 그 밖에 이 법에 따른 징수금의 부과·징수
3. 보험급여의 관리
4. 가입자 및 피부양자의 질병의 조기발견·예방 및 건강관리를 위하여 요양급여 실시 현황과 건강검진 결과 등을 활용하여 실시하는 예방사업으로서 대통령령으로 정하는 사업
5. 보험급여 비용의 지급
6. 자산의 관리·운영 및 증식사업
7. 의료시설의 운영
8. 건강보험에 관한 교육훈련 및 홍보
9. 건강보험에 관한 조사연구 및 국제협력
10. 이 법에서 공단의 업무로 정하고 있는 사항
11. 「국민연금법」, 「고용보험 및 산업재해보상보험의 보험료징수 등에 관한 법률」, 「임금채권보장법」 및 「석면피해구제법」(이하 "징수위탁근거법")에 따라 위탁받은 업무
12. 그 밖에 이 법 또는 다른 법령에 따라 위탁받은 업무
13. 그 밖에 건강보험과 관련하여 보건복지부장관이 필요하다고 인정한 업무

08 「국민건강보험법」상 국민건강보험공단의 업무는?

① 보험급여의 관리
② 보험급여 비용의 심사
③ 보험급여의 적정성 평가
④ 보험급여의 심사기준 개발
⑤ 요양급여의 평가기준 개발

해설 **제14조** (업무 등) ①

1. 가입자 및 피부양자의 자격 관리
2. 보험료와 그 밖에 이 법에 따른 징수금의 부과·징수
3. 보험급여의 관리
4. 가입자 및 피부양자의 질병의 조기발견·예방 및 건강관리를 위하여 요양급여 실시 현황과 건강검진 결과 등을 활용하여 실시하는 예방사업으로서 대통령령으로 정하는 사업
5. 보험급여 비용의 지급
6. 자산의 관리·운영 및 증식사업
7. 의료시설의 운영
8. 건강보험에 관한 교육훈련 및 홍보
9. 건강보험에 관한 조사연구 및 국제협력
10. 이 법에서 공단의 업무로 정하고 있는 사항
11. 「국민연금법」, 「고용보험 및 산업재해보상보험의 보험료징수 등에 관한 법률」, 「임금채권보장법」 및 「석면피해구제법」(이하 "징수위탁근거법")에 따라 위탁받은 업무
12. 그 밖에 이 법 또는 다른 법령에 따라 위탁받은 업무
13. 그 밖에 건강보험과 관련하여 보건복지부장관이 필요하다고 인정한 업무

09 「국민건강보험법」상 경제성이 낮아도 가입자와 피부양자의 건강회복에 잠재적 이득이 있는 등 예비적인 요양급여로 지정하여 실시할 수 있는 것은?

① 간병비
② 요양비
③ 선별급여
④ 부가급여
⑤ 출산진료비

해설 **제41조의4** (선별급여)

요양급여를 결정함에 있어 경제성 또는 치료효과성 등이 불확실하여 그 검증을 위하여 추가적인 근거가 필요하거나, 경제성이 낮아도 가입자와 피부양자의 건강회복에 잠재적 이득이 있는 등 대통령령으로 정하는 경우에는 예비적인 요양급여인 선별급여로 지정하여 실시

정답 05.③ 06.④ 07.① 08.① 09.③

10 「국민건강보험법」상 요양급여비용을 청구하려는 요양기관은 어디에 청구를 하여야 하는가?

① 보건복지부
② 국민의료보험공단
③ 국민건강보험공단
④ 건강보험심사평가원
⑤ 건강보험심의조정위원회

해설 **제47조** (요양급여비용의 청구와 지급 등)

② 제1항에 따라 요양급여비용을 청구하려는 요양기관은 심사평가원에 요양급여비용의 심사청구를 하여야 하며, 심사청구를 받은 심사평가원은 이를 심사한 후 지체 없이 그 내용을 공단과 요양기관에 알려야 한다.

11 최근에 입원치료를 받은 K씨는 본인부담금 외에 자신이 부담한 비용이 요양급여 대상에서 제외되는 내용인지 궁금하다. 「국민건강보험법」상 K씨가 확인을 요청할 수 있는 곳은?

① 보건복지부
② 국민건강보험공단
③ 건강보험심사평가원
④ 진료심사평가위원회
⑤ 건강보험정책심의위원회

해설 **제48조** (요양급여 대상 여부의 확인 등)

① 가입자나 피부양자는 본인일부부담금 외에 자신이 부담한 비용이 제41조제4항에 따라 요양급여 대상에서 제외되는 비용인지 여부에 대하여 심사평가원에 확인을 요청할 수 있다.

12 K씨는 갑자기 양수가 파열되어 자택에서 출산하였다. 「국민건강보험법」상 K씨는 국민건강보험공단으로부터 지급받을 수 있는 것은?

① 요양비
② 요양급여
③ 선별급여
④ 부가급여
⑤ 출산장려비

해설 **제49조** (요양비)

① 공단은 가입자나 피부양자가 보건복지부령으로 정하는 긴급하거나 그 밖의 부득이한 사유로 요양기관과 비슷한 기능을 하는 기관으로서 보건복지부령으로 정하는 기관(제98조제1항에 따라 업무정지기간 중인 요양기관을 포함한다. 이하 "준요양기관")에서 질병·부상·출산 등에 대하여 요양을 받거나 요양기관이 아닌 장소에서 출산한 경우에는 그 요양급여에 상당하는 금액을 보건복지부령으로 정하는 바에 따라 가입자나 피부양자에게 요양비로 지급한다.

13 당뇨병 환자인 K씨는 의사의 요양비처방전에 따라 혈당검사에 사용되는 소모성 재료를 의료기기판매업소에서 구입하여 사용하고 있다. 「국민건강보험법」상 K씨는 공단으로부터 지급받을 수 있는 것은?

① 요양비
② 진료비
③ 선별급여
④ 요양급여
⑤ 임의급여

해설 **시행규칙 제23조** (요양비) ①

4. 당뇨병 환자가 의사의 요양비처방전에 따라 혈당검사 또는 인슐린주사에 사용되는 소모성 재료나 당뇨병 관리기기를 요양기관 외의 의료기기판매업소에서 구입·사용한 경우

14 「국민건강보험법」상 부가급여로 지급할 수 있는 것은?

① 장제비
② 이송비
③ 요양비
④ 위자료
⑤ 일실소득

해설 **제50조** (부가급여)

공단은 이 법에서 정한 요양급여 외에 대통령령으로 정하는 바에 따라 임신·출산 진료비, 장제비, 상병수당, 그 밖의 급여를 실시할 수 있다.

15 「국민건강보험법」상 부가급여는?

① 이송
② 진찰
③ 건강검진
④ 약제의 지급
⑤ 임신•출산 진료비

해설 **제50조** (부가급여)

공단은 이 법에서 정한 요양급여 외에 대통령령으로 정하는 바에 따라 임신·출산 진료비, 장제비, 상병수당, 그 밖의 급여를 실시할 수 있다.

정답 10.④ 11.③ 12.① 13.① 14.① 15.⑤

16 「국민건강보험법」상 국민건강보험에 대한 급여정지의 사유에 해당하는 것은?

① 국외에 체류하는 경우
② 고의로 사고를 발생 시
③ 중대한 과실로 범죄행위에 기인한 때
④ 고의로 요양기관의 지시에 따르지 아니한 때
⑤ 업무상 재해로 인하여 다른 법령에 의한 보험급여를 받았을 때

해설 **제54조** (급여의 정지)

1. 삭제 〈2020. 4. 7.〉
2. 국외에 체류하는 경우
3. 제6조제2항제2호에 해당하게 된 경우
4. 교도소, 그 밖에 이에 준하는 시설에 수용되어 있는 경우

17 「국민건강보험법」상 보험급여 제한사유에 속하지 않는 것은?

① 피부양자가 출산한 경우
② 고의로 진단을 기피한 경우
③ 고의로 사고를 일으킨 경우
④ 고의로 공단의 지시에 따르지 않은 경우
⑤ 업무재해로 다른 법령에 따른 보험급여를 받은 경우

해설 **제53조** (급여의 제한) ①

1. 고의 또는 중대한 과실로 인한 범죄행위에 그 원인이 있거나 고의로 사고를 일으킨 경우
2. 고의 또는 중대한 과실로 공단이나 요양기관의 요양에 관한 지시에 따르지 아니한 경우
3. 고의 또는 중대한 과실로 제55조에 따른 문서와 그 밖의 물건의 제출을 거부하거나 질문 또는 진단을 기피한 경우
4. 업무 또는 공무로 생긴 질병·부상·재해로 다른 법령에 따른 보험급여나 보상(報償) 또는 보상(補償)을 받게 되는 경우

18 「국민건강보험법」상 보건복지부장관이 요양급여의 기준을 정할 때, 비급여대상으로 정할 수 있는 것은?

① 원격의료에 의한 질환의 치료
② 업무나 일상생활에 지장이 없는 질환의 치료
③ 고가의 진단비나 치료비가 요구되는 난치성 질환의 치료
④ 아주 적은 소수의 사람에게만 혜택이 적용되는 희귀성 질환의 치료
⑤ 완치가 힘들어 장기간의 요양급여가 제공되어야 하는 만성 질환의 치료

해설 **국민건강보험법 요양급여의 기준에 관한 규칙 [별표2]**

1. 다음 각목의 질환으로서 업무 또는 일상생활에 지장이 없는 경우에 실시 또는 사용되는 행위·약제 및 치료재료

19 「국민건강보험법」상 요양급여비용을 심사하고 요양급여의 적정성을 평가하는 곳은?

① 국민건강보험공단
② 건강보험심사평가원
③ 건강보험정책심의위원회
④ 보건의료정책심의위원회
⑤ 국민건강증진정책심의위원회

해설 **제63조** (업무 등)

① 심사평가원은 다음 각 호의 업무를 관장한다.
1. 요양급여비용의 심사
2. 요양급여의 적정성 평가
3. 심사기준 및 평가기준의 개발
4. 제1호부터 제3호까지의 규정에 따른 업무와 관련된 조사연구 및 국제협력
5. 다른 법률에 따라 지급되는 급여비용의 심사 또는 의료의 적정성 평가에 관하여 위탁받은 업무
6. 그 밖에 이 법 또는 다른 법령에 따라 위탁받은 업무
7. 건강보험과 관련하여 보건복지부장관이 필요하다고 인정한 업무
8. 그 밖에 보험급여 비용의 심사와 보험급여의 적정성 평가와 관련하여 대통령령으로 정하는 업무

20 「국민건강보험법」상 건강보험심사평가원의 업무로 옳은 것은?

① 보험급여의 관리
② 가입자의 자격관리
③ 보험급여 비용의 지급
④ 요양급여의 적정성 평가
⑤ 보험료와 징수금의 부과·징수

해설 **제63조** (업무 등)

① 심사평가원은 다음 각 호의 업무를 관장한다.
1. 요양급여비용의 심사
2. 요양급여의 적정성 평가
3. 심사기준 및 평가기준의 개발
4. 제1호부터 제3호까지의 규정에 따른 업무와 관련된 조사연구 및 국제협력
5. 다른 법률에 따라 지급되는 급여비용의 심사 또는 의료의 적정성 평가에 관하여 위탁받은 업무
6. 그 밖에 이 법 또는 다른 법령에 따라 위탁받은 업무
7. 건강보험과 관련하여 보건복지부장관이 필요하다고 인정한 업무
8. 그 밖에 보험급여 비용의 심사와 보험급여의 적정성 평가와 관련하여 대통령령으로 정하는 업무

정답 16.① 17.① 18.② 19.② 20.④

12

호스피스·완화의료 및 임종과정에 있는 환자의 연명의료결정에 관한 법률

12 예상문제

01 「호스피스·완화의료 및 임종과정에 있는 환자의 연명의료결정에 관한 법률」상 호스피스 · 완화의료가 필요한 말기 환자에 해당되는 것은?

① 만성 신부전
② 만성 심부전
③ 간이식 환자
④ 급성 호흡기질환
⑤ 후천성면역결핍증

해설 **제2조** (정의)

6. "호스피스 · 완화의료"(이하 "호스피스")란 다음 각 목의 어느 하나에 해당하는 질환으로 말기환자로 진단을 받은 환자 또는 임종과정에 있는 환자(이하 "호스피스대상환자")와 그 가족에게 통증과 증상의 완화 등을 포함한 신체적, 심리사회적, 영적 영역에 대한 종합적인 평가와 치료를 목적으로 하는 의료를 말한다.
가. 암
나. 후천성면역결핍증
다. 만성 폐쇄성 호흡기질환
라. 만성 간경화
마. 그 밖에 보건복지부령으로 정하는 질환

02 「호스피스·완화의료 및 임종과정에 있는 환자의 연명의료결정에 관한 법률」상 호스피스·완화의료를 제공할 수 있는 질환은?

① 만성간경화
② 급성호흡기감염증
③ 만성자가면역질환
④ 중증급성호흡기증후군
⑤ 중증열성혈소판감소증증후군

해설 **제2조** (정의)

가. 암 나. 후천성면역결핍증 다. 만성 폐쇄성 호흡기질환 라. 만성 간경화
마. 그 밖에 보건복지부령으로 정하는 질환

03 임종과정에 있는 환자에게 연명의료를 시행하지 않기로 결정하였다. 「호스피스·완화의료 및 임종과정에 있는 환자의 연명의료결정에 관한 법률」상 연명의료중단결정을 이행할 시에도 환자에게 제공하여야 하는 것은?

① 혈액 투석
② 심폐소생술
③ 진통제 투여
④ 항암제 투여
⑤ 인공호흡기 착용

해설 **제2조** (정의)

4. "연명의료"란 임종과정에 있는 환자에게 하는 심폐소생술, 혈액 투석, 항암제 투여, 인공호흡기 착용 및 그 밖에 대통령령으로 정하는 의학적 시술로서 치료효과 없이 임종과정의 기간만을 연장하는 것을 말한다.

04 「호스피스·완화의료 및 임종과정에 있는 환자의 연명의료결정에 관한 법률」상 담당의사와 해당 분야 전문의 1명이 말기환자 여부를 진단하는 경우, 말기환자의 진단 기준에 해당되지 않는 것은?

① 임상적 증상
② 향후 진료 경과
③ 다른 진료 방법의 가능 여부
④ 다른 질병 또는 질환의 존재 여부
⑤ 약물 투여 또는 시술 등에 따른 개선 정도

해설 **시행규칙 제2조** (말기환자의 진단 기준)

「호스피스 · 완화의료 및 임종과정에 있는 환자의 연명의료결정에 관한 법률」(이하 "법") 제2조제3호에 따라 담당의사와 해당 분야 전문의 1명이 말기환자 여부를 진단하는 경우에는 다음 각 호의 기준을 종합적으로 고려하여야 한다.
1. 임상적 증상
2. 다른 질병 또는 질환의 존재 여부
3. 약물 투여 또는 시술 등에 따른 개선 정도
4. 종전의 진료 경과
5. 다른 진료 방법의 가능 여부
6. 그 밖에 제1호부터 제5호까지의 규정에 준하는 것으로서 말기환자의 진단을 위하여 보건복지부장관이 특히 필요하다고 인정하는 기준

정답 01.⑤ 02.① 03.③ 04.②

05 「호스피스·완화의료 및 임종과정에 있는 환자의 연명의료결정에 관한 법률」상 호스피스의 날은 언제인가?

① 매년 10월 둘째 주 토요일
② 매년 10월 셋째 주 토요일
③ 매년 10월 넷째 주 토요일
④ 매년 11월 둘째 주 토요일
⑤ 매년 11월 셋째 주 토요일

해설 **제6조** (호스피스의 날 지정)

① 삶과 죽음의 의미와 가치를 널리 알리고 범국민적 공감대를 형성하며 호스피스를 적극적으로 이용하고 연명의료에 관한 환자의 의사를 존중하는 사회 분위기를 조성하기 위하여 매년 10월 둘째 주 토요일을 "호스피스의 날"로 한다.

06 「호스피스·완화의료 및 임종과정에 있는 환자의 연명의료결정에 관한 법률」상 보건복지부장관은 시설 · 인력 등 요건을 갖춘 사전연명의료의향서 등록기관을 지정하는데 해당되지 않는 기관은?

① 공공기관
② 의료기관
③ 노인복지관
④ 지역보건의료기관
⑤ 사전연명의료의향서에 관한 사업을 수행하는 영리단체

해설 **제11조** (사전연명의료의향서 등록기관)

① 보건복지부장관은 대통령령으로 정하는 시설 · 인력 등 요건을 갖춘 다음 각 호의 기관 중에서 사전연명의료의향서 등록기관(이하 "등록기관")을 지정할 수 있다.
1. 「지역보건법」 제2조에 따른 지역보건의료기관
2. 의료기관
3. 사전연명의료의향서에 관한 사업을 수행하는 비영리법인 또는 비영리단체(「비영리민간단체 지원법」 제4조에 따라 등록된 비영리민간단체를 말한다)
4. 「공공기관의 운영에 관한 법률」 제4조에 따른 공공기관
5. 「노인복지법」 제36조 제1항 제1호에 따른 노인복지관

07 「호스피스·완화의료 및 임종과정에 있는 환자의 연명의료결정에 관한 법률」상 연명의료중단등결정 및 그 이행에 관한 기록은 연명의료중단등결정 이행 후 보존 기간은?

① 2년
② 3년
③ 5년
④ 8년
⑤ 10년

해설 **제20조** (기록의 보존)

의료기관의 장은 연명의료중단등결정 및 그 이행에 관한 다음 각 호의 기록을 연명의료중단등결정 이행 후 10년 동안 보존하여야 한다.

08 「호스피스·완화의료 및 임종과정에 있는 환자의 연명의료결정에 관한 법률」상 중앙호스피스센터의 업무에 해당하는 것은?

① 해당 권역의 호스피스에 관한 홍보
② 호스피스에 관한 신기술의 개발 및 보급
③ 말기환자 등록통계자료의 수집 · 분석 및 제공
④ 해당 권역의 호스피스전문기관들에 관한 의료 지원 및 평가
⑤ 해당 권역의 호스피스사업에 관련된 교육 · 훈련 및 지원 업무

해설 **제23조** (중앙호스피스센터의 지정 등)

① 보건복지부장관은 다음 각 호의 업무를 수행하게 하기 위하여 보건복지부령으로 정하는 기준을 충족하는 「의료법」 제3조제2항제3호마목에 따른 종합병원(이하 "종합병원"이라 한다)을 중앙호스피스센터(이하 "중앙센터"라 한다)로 지정할 수 있다. 이 경우 국공립 의료기관을 우선하여 지정한다.
1. 말기환자의 현황 및 진단 · 치료 · 관리 등에 관한 연구
2. 호스피스사업에 대한 정보 · 통계의 수집 · 분석 및 제공
3. 호스피스사업 계획의 작성
4. 호스피스에 관한 신기술의 개발 및 보급
5. 호스피스대상환자에 대한 호스피스 제공
6. 호스피스사업 결과의 평가 및 활용
7. 그 밖에 말기환자 관리에 필요한 사업으로서 보건복지부령으로 정하는 사업

09 「호스피스·완화의료 및 임종과정에 있는 환자의 연명의료결정에 관한 법률」상 보건복지부장관이 「의료법」에 따른 중앙호스피스센터를 지정할 수 있는 의료기관은?

① 병원
② 전문병원
③ 요양병원
④ 종합병원
⑤ 한방병원

해설 **제23조** (중앙호스피스센터의 지정 등)

① 보건복지부장관은 다음 각 호의 업무를 수행하게 하기 위하여 보건복지부령으로 정하는 기준을 충족하는 「의료법」 제3조제2항제3호마목에 따른 종합병원(이하 "종합병원")을 중앙호스피스센터(이하 "중앙센터")로 지정할 수 있다. 이 경우 국공립 의료기관을 우선하여 지정한다.

정답 05.① 06.⑤ 07.⑤ 08.② 09.④

10 **「호스피스•완화의료 및 임종과정에 있는 환자의 연명의료결정에 관한 법률」에 의해 호스피스전문기관의 의료인이 호스피스대상환자와 그 가족에게 설명하여야 할 내용에 포함되지 않는 것은?**

① 호스피스의 선택
② 호스피스의 이용 절차
③ 호스피스의 치료 방침
④ 호스피스종합정보시스템의 운영 방침
⑤ 호스피스대상환자나 그 가족이 알고자 할 경우 환자의 질병 상태

해설 **제27조** (의료인의 설명의무)

① 호스피스전문기관의 의료인은 호스피스대상환자나 그 가족 등에게 호스피스의 선택과 이용 절차에 관하여 설명하여야 한다.
② 호스피스전문기관의 의사 또는 한의사는 호스피스를 시행하기 전에 치료 방침을 호스피스대상환자나 그 가족에게 설명하여야 하며, 호스피스대상환자나 그 가족이 질병의 상태에 대하여 알고자 할 때에는 이를 설명하여야 한다.

정답 10.④

13

간호법

13 예상문제

01 「간호법」에서 간호 요구자에 대한 교육•상담 및 건강증진을 위한 활동의 기획과 수행을 그 임무로 하는 의료인은?

① 의사　② 조산사
③ 간호사　④ 치과의사
⑤ 간호조무사

해설 **제12조** (간호사의 업무)

① 간호사는 다음 각 호의 업무를 임무로 한다.
1. 환자의 간호요구에 대한 관찰, 자료수집, 간호판단 및 요양을 위한 간호
2. 「의료법」에 따른 의사, 치과의사, 한의사의 지도하에 시행하는 진료의 보조
3. 간호 요구자에 대한 교육 · 상담 및 건강증진을 위한 활동의 기획과 수행, 그 밖에 대통령령으로 정하는 보건활동
4. 간호조무사가 수행하는 제1호부터 제3호까지의 업무 보조에 대한 지도

02 「간호법」 에서 간호사는 환자의 진료 및 치료행위에 관한 의사의 전문적 판단이 있은 후에 의사의 일반적 지도와 위임에 근거하여 진료지원업무를 수행할 수 있다. 진료지원업무를 수행할 수 있는 의료기관은?

① 조산원　② 보건소
③ 보건의료원　④ 의원급 의료기관
⑤ 병원급 의료기관

해설 **제12조** (간호사의 업무)

② 제1항에도 불구하고 간호사는 「의료법」 제3조제2항제3호에 따른 병원급 의료기관(이하 "병원급 의료기관") 중 보건복지부령으로 정하는 기관에서 환자의 진료 및 치료행위에 관한 의사의 전문적 판단이 있은 후에 의사의 일반적 지도와 위임에 근거하여 진료지원업무를 수행할 수 있다.

03 「간호법」 상 의료인이 될 수 있는 자는?

① 정신질환자　② 피성년후견인
③ 뇌성마비 장애자　④ 향정신성의약품 중독자
⑤ 금고 이상의 형의 선고유예를 받고 그 유예기간 중에 있는 자

해설 **제17조** (결격사유)

다음 각 호의 어느 하나에 해당하는 자는 의료인이 될 수 없다. 다만, 간호사에 대하여는 「간호법」에서 정하는 바에 따른다.
1. 「정신건강증진 및 정신질환자 복지서비스 지원에 관한 법률」 제3조제1호에 따른 정신질환자. 다만, 「의료법」 제77조에 따른 전문의가 간호사등으로서 적합하다고 인정하는 사람은 그러하지 아니하다.
2. 마약 · 대마 · 향정신성의약품 중독자
3. 피성년후견인 · 피한정후견인
4. 금고 이상의 실형을 선고받고 그 집행이 끝나거나 그 집행을 받지 아니하기로 확정된 후 5년이 지나지 아니한 자
5. 금고 이상의 형의 집행유예를 선고받고 그 유예기간이 지난 후 2년이 지나지 아니한 자
6. 금고 이상의 형의 선고유예를 받고 그 유예기간 중에 있는 자

04 「간호법」 에서 간호사 국가시험에 응시할 수 있는 자는?

① 피한정후견인
② 외국의 간호대학을 졸업한 자
③ 금고 이상의 형의 선고유예를 선고받고 그 유예기간 중에 있는 자
④ 금고 이상의 형의 집행유예를 선고받고 그 유예기간이 지난 후 1년이 된 자
⑤ 입학 당시 평가인증기구의 인증을 받은 간호학을 전공하는 대학에 입학한 사람으로서 그 대학을 졸업하고 해당 학위를 받은 자

해설 **제4조** (간호사 면허)

① 간호사가 되려는 사람은 다음 각 호의 어느 하나에 해당하는 사람으로서 제8조에 따른 간호사 국가시험에 합격한 후 보건복지부장관의 면허를 받아야 한다.
1. 「고등교육법」 제11조의2에 따른 인정기관(이하 이 조에서 "평가인증기구"라 한다)의 인증을 받은 간호학을 전공하는 대학이나 전문대학[구제(舊制) 전문학교와 간호학교를 포함한다]을 졸업한 사람
2. 외국의 제1호에 해당하는 학교(보건복지부장관이 정하여 고시하는 인정기준에 해당하는 학교를 말한다)를 졸업하고 외국의 간호사 면허를 받은 사람
② 제1항에도 불구하고 입학 당시 평가인증기구의 인증을 받은 간호학을 전공하는 대학 또는 전문대학에 입학한 사람으로서 그 대학 또는 전문대학을 졸업하고 해당 학위를 받은 사람은 같은 항 제1호에 해당하는 사람으로 본다.
③ 평가인증기구의 인증을 받은 간호학을 전공하는 대학이나 전문대학을 6개월 이내에 졸업하고 해당 학위를 받을 것으로 예정된 사람은 제1항제1호의 자격을 가진 사람으로 본다. 다만, 그 졸업예정시기에 졸업하고 해당 학위를 받아야 면허를 받을 수 있다.

제7조 (결격사유)
3. 피성년후견인 · 피한정후견인
5. 금고 이상의 형의 집행유예를 선고받고 그 유예기간이 지난 후 2년이 지나지 아니한 자
6. 금고 이상의 형의 선고유예를 받고 그 유예기간 중에 있는 자

정답 01.③ 02.⑤ 03.③ 04.⑤

05 「간호법」에서 간호사는 최초로 면허를 발급 받은 후 몇 년마다 자신의 실태와 취업상황을 보건복지부장관에게 신고하여야 하는가?

① 1년
② 2년
③ 3년
④ 5년
⑤ 10년

해설 **제17조** (실태 및 취업상황 등의 신고)

① 간호사는 대통령령으로 정하는 바에 따라 최초로 면허를 받은 후부터 3년마다 그 실태와 취업상황 등을 보건복지부장관에게 신고하여야 한다.

06 「간호법 시행령」에서 대통령령으로 정하는 간호사의 보건활동은?

① 보건소 간호사의 활동
② 가정간호사로서의 활동
③ 전문간호사로서의 활동
④ 모자보건요원으로서 행하는 모자보건 활동
⑤ 조산과 임산부 및 신생아에 대한 보건과 양호지도를 임무

해설 **시행령 제11조** (간호사의 보건활동)

법 제12조제1항제3호에서 "대통령령으로 정하는 보건활동"이란 다음 각 호의 보건활동을 말한다.
1. 「농어촌 등 보건의료를 위한 특별조치법」 제19조에 따라 보건진료 전담공무원으로서 하는 보건활동
2. 「모자보건법」 제10조제1항에 따른 모자보건전문가로서 행하는 모자보건 활동
3. 「결핵예방법」 제18조에 따른 보건활동
4. 그 밖의 법령에 따라 간호사의 보건활동으로 정한 업무

07 「간호법」에서 간호사 보수교육에 관한 내용 중 옳은 것은?

① 연간 10시간 이상 이수해야 한다.
② 보수교육 관계 서류는 2년간 보존해야 한다.
③ 전문간호사는 해당연도의 보수교육을 면제한다.
④ 간호사중앙회에서 매년 보수교육을 실시해야 한다.
⑤ 해당 연도에 3개월 이상 간호사업무에 종사하지 않은 사람은 교육을 유예할 수 있다.

해설 **시행규칙 제11조** (간호사 보수교육의 실시)

① 법 제18조제1항에 따른 간호사중앙회(이하 "간호사중앙회")는 법 제16조제1항 및 제18조제9항에 따라 다음 각 호의 사항이 포함된 보수교육을 매년 실시해야 한다.

08 「간호법」 상 간호사중앙회의 장 및 간호조무사협회의 장이 윤리위원회의 심의 · 의결을 거쳐 보건복지부장관에게 요구할 수 있는 것은?

① 시정명령에 관한 사항
② 벌금 및 과징금에 관한 사항
③ 보수교육 미이행에 관한 사항
④ 자격정지 처분 요구에 관한 사항
⑤ 실태 및 취업상황 등에 관한 사항

해설 **제21조** (자격정지 처분 요구 등)

간호사중앙회 및 간호조무사협회의 장은 간호사 및 간호조무사가 「의료법」 제66조제1항제1호에 해당하는 경우에는 각각 제18조제6항 및 제20조제4항에 따른 윤리위원회의 심의 · 의결을 거쳐 보건복지부장관에게 「의료법」 제66조제1항에 따른 자격정지 처분을 요구할 수 있다.

09 「간호법」 상 간호종합계획의 수립 등에 관한 설명으로 옳지 않은 것은?

① 종합계획은 간호정책심의위원회의 심의를 거쳐 확정한다.
② 간호사등에 대한 처우 개선을 위한 내용을 수립하여야 한다.
③ 보건복지부장관은 4년마다 간호종합계획을 수립하여야 한다.
④ 보건복지부장관은 종합계획을 수립할 때에는 미리 관계 중앙행정기관의 장과 협의하여야 한다.
⑤ 보건복지부장관은 확정된 종합계획을 관계 중앙행정기관의 장 및 시 · 도지사에게 알려야 한다.

해설 **제34조** (간호종합계획의 수립 등)

① 보건복지부장관은 간호사등을 양성하여 보건의료기관 등이 원활히 간호사등을 확보할 수 있도록 지원하고, 간호사등에 대한 처우 개선을 위하여 5년마다 간호종합계획(이하 "종합계획")을 수립하여야 한다. 이 경우 종합계획은 「보건의료기본법」 제15조에 따른 보건의료발전계획, 「지역보건법」 제7조에 따른 지역보건의료계획, 「보건의료인력지원법」 제5조에 따른 보건의료인력 종합계획, 「의료법」 제60조의2에 따른 의료인 수급계획과 연계하여 수립한다.

정답 05.③ 06.④ 07.④ 08.④ 09.③

10 **「간호법」 상 간호사등의 수급 변화에 관한 사항이 포함된 간호사등에 관한 실태조사를 누가 몇 년마다 실시하여야 하는가?**

① 보건소장, 3년마다
② 시 · 도지사, 3년마다
③ 보건복지부장관, 4년마다
④ 보건복지부장관, 5년마다
⑤ 시장 · 군수 · 구청장, 5년마다

해설 **제37조** (실태조사)

① 보건복지부장관은 5년마다 다음 각 호의 사항이 포함된 간호사등에 관한 실태조사(이하 이 조에서 "실태조사")를 실시하여 그 결과를 공표하고, 이를 종합계획과 시행계획에 반영하여야 한다.
1. 간호사등의 수급 변화에 관한 사항
2. 보건의료기관별 · 직종별 · 지역별 간호사등의 현황 및 업무 실태에 관한 사항
3. 간호사등의 근무시간, 근무형태, 이직률, 직업 만족도 등 근무여건과 근무환경에 관한 사항
4. 간호사등의 임금 수준 및 지급 실태에 관한 사항
5. 간호사등에 대한 교육 · 훈련 및 인력 관리에 관한 사항
6. 간호사등의 인권침해 실태 및 일 · 가정 양립에 관한 사항

정답 10.④

저자와의
협의로
인지생략

2025
NEW 보건의약 관계법규 2

발 행 일 2025년 8월 1일 1쇄 인쇄
2025년 8월 16일 1쇄 발행
편 저 자 편집부
발 행 인 김재민
발 행 처 정문각 JMK
서울특별시 마포구 백범로 104, 봉화빌딩 4층
출판등록 2011년 1월 19일 제2011–000035호
전 화 02)713–0421~3
팩 스 02)704–6265
전자우편 jmk@jmkp.co.kr
홈페이지 www.jungmunkag.co.kr

정 가 **42,000원**(1, 2권)

ISBN 979-11-6260-445-8 94510
979-11-6260-443-4 94510 (세트)